ATHLETIC TAPING AND BRACING

[美]戴维·H.佩林（David H.Perrin）著 任玉红 译

汪皓男、张可盈 审校

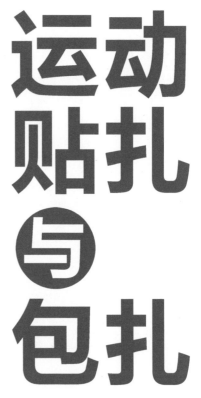

运动贴扎与包扎

（第3版）

人民邮电出版社
北京

图书在版编目（CIP）数据

运动贴扎与包扎：第3版 / （美）戴维·H.佩林
(David H. Perrin) 著；任玉红译. — 北京：人民邮
电出版社，2018.8
　　ISBN 978-7-115-47000-3

　　Ⅰ. ①运… Ⅱ. ①戴… ②任… Ⅲ. ①物理疗法
Ⅳ. ①R454.9

　　中国版本图书馆CIP数据核字(2017)第239930号

免责声明

本书内容旨在为大众提供有用的信息。所有材料（包括文本、图形和图像）仅供参考，不能替代医疗诊断、建议、治疗或来自专业人士的意见。所有读者在需要医疗或其他专业协助时，均应向专业的医疗保健机构或医生进行咨询。作者和出版商都已尽可能确保本书技术上的准确性以及合理性，并特别声明，不会承担由于使用本出版物中的材料而遭受的任何损伤所直接或间接产生的与个人或团体相关的一切责任、损失或风险。

内 容 提 要

　　本书首先介绍了运动贴扎与包扎技术的解剖学基础知识、作用和准备工作等内容。然后结合超过420幅真人示范照片，对足部、踝关节、小腿、膝关节、大腿、髋部、骨盆、肩部、上臂、肘关节、前臂、腕关节和手部的24种常见运动损伤的贴扎与包扎技术进行了分步骤讲解。此外，本书介绍了针对各种损伤的力量及拉伸训练，旨在帮助教练、防护师、治疗师、队医等正确应用运动贴扎与包扎技术，帮助运动者有效预防损伤，实现伤后恢复。

◆ 著　　　　[美]戴维·H.佩林（David H. Perrin）

　　译　　　　任玉红

　　责任编辑　李　璇

　　执行编辑　刘　蕊

　　责任印制　周昇亮

◆ 人民邮电出版社出版发行　　北京市丰台区成寿寺路 11 号

　　邮编　100164　电子邮件　315@ptpress.com.cn

　　网址　http://www.ptpress.com.cn

　　北京虎彩文化传播有限公司印刷

◆ 开本：700×1000　1/16

　　印张：9.5　　　　　　　　2018 年 8 月第 1 版

　　字数：221 千字　　　　　2024 年 7 月北京第 19 次印刷

　　　　著作权合同登记号　图字：01-2016-10043 号

定价：68.00 元

读者服务热线：**(010)81055296**　印装质量热线：**(010)81055316**
反盗版热线：**(010)81055315**
广告经营许可证：京东市监广登字 **20170147** 号

译者序

近十年来，运动损伤前的主动防护重于损伤后的被动治疗的观念已被国内外普遍接受，而作为主动防护技术之一的运动贴扎与包扎技术，对职业运动员和运动爱好者来说已逐渐成为不可缺少的保护性手段。由戴维·H.佩兰先生所著的《运动贴扎与包扎（第3版）》给为职业运动员提供损伤防治工作的随队保障人员呈现了贴扎和包扎需要具备的基础理论知识及基本技巧。尤其是第3版在保留第2版合理的结构和关键点的同时，对正文进行了一些更新，提出了刚性贴布和弹性肌内效贴布贴扎的应用指南，同时对本书中的一些技巧配上了插图说明，巧妙地将运动解剖学知识与技术动作充分结合，为我们的实际操作提供了较为直观的指导和帮助。更为重要的是使我们认识到，在为职业运动员提供运动防护时，运动贴扎与包扎技术是需要系统的理论知识及操作技能的，而且这种手段也需要根据实际情况进行调整。

作为译者，我对戴维·H.佩兰先生所著的《运动贴扎与包扎（第3版）》有着非常美好的感觉。在人民邮电出版社约我翻译之前，我已经读过该书，昔日的阅读体验也历历在目。对于我而言，翻译这本书是一个深度学习、多轴面回顾与反思自己近三十年运动医疗保障工作的过程，也是对日常运动康复和防护工作的总结与提升。

戴维·H.佩兰先生的语言翻译起来并不轻松，尤其是对实际操作的描述，既要满足中文读者的思考方式，又要应对专业词汇的挑战。由于水平有限，译文中必然存在些许问题，所以我诚恳地欢迎读者批评指正，并提出宝贵意见。

目　录

前　言

运动贴扎与包扎不仅是一种艺术，更是门科学。运动训练学员需要增强与职业相关的技能，利用科学原理指导应用，才能有效掌握。教育者面临着艰巨的任务，他们既要教授学员主要关节和肌肉群的解剖结构知识，又要教授他们与特定受伤有关的具体贴扎和包扎技术。

本书可以为教师提供指导，同时为学员提供帮助。本书包括解剖插图（常见于高级解剖课本中），同时对损伤机理进行了讨论，并配有420多张图片，对各主要关节和身体部位的贴扎与包扎技术做出了说明。本书中所涵盖的贴扎与包扎技术包括传统的贴扎、刚性贴布和弹性肌内效贴布贴扎。笔者相信这不仅有助于技能的开发，而且还有助于确保熟悉了解潜在的解剖情况。

本书将重点放在运动训练学员在临床实践中最有可能运用的贴扎和包扎技巧上。运动训练学员可能会对他们在比赛中不常用的许多技巧感到不知所措。本书中所述的技巧不仅在临床实践中常用，而且在一个学期的实验课期间就可以轻易地掌握。

由于运动在运动员安全恢复比赛的过程中同样起着重要的作用，因此，本书还对与具体受伤有关的基础拉伸和力量训练进行了说明。虽然这些运动无法替代其他治疗方法，但有助于康复后的运动员保持力量和活动度。本书所述方法适用于已经完成了康复计划，并且满足重返赛场标准的运动员，强调将运动贴扎与包扎以及相关的训练看成是运动员完全恢复的一种辅助手段，而非灵丹妙药。通过使用这种多层面的治疗方法，我们可以尽量减少运动员再受伤的可能性。但是，请注意，恢复与治疗练习与本书中讨论的其他治疗不同。

组织结构

第1章确定了多层面运动训练背景下的运动贴扎与包扎（以下统称"运动贴扎"）。本章强调了学习作为运动贴扎基础的解剖学，以及了解贴扎对运动性能影响的重要性。同时，学员还将学习应用贴扎和包扎时遵循运动组织管理的必要性。此外，本书介绍了作为传统贴布替代品的刚性贴布和弹性肌内效贴布。这些替代方式的注意事项和应用指南为后面儿章中阐述的技巧做好了准备。

第2章～第7章对解剖和损伤机理，传统贴扎、刚性贴布和弹性肌内效贴布贴扎与包扎技巧，以及身体各部位相关的拉伸与力量训练等，进行了说明并配有插图。第2章将重点放在足–踝关节–小腿联合体上，除了提出一些贴扎技巧外，还对护具矫形术如何加速受伤运动员重返赛场进行了说明。第3章对膝关节进行了概述，并说明了与韧带损伤有关的失稳，以及预防性、康复性和功能性包扎在损伤管理中的作用。第4章对髋关节、大腿以及盆骨损伤的治疗进行了说明。第5章进一步讨论了肩部和手臂的解剖与损伤机理。第6章提出了临床医师在治疗肘关节和前臂损伤时可以运用的技术。第7章对腰部和手部损伤进行了说明，同时还提出了手指肌腱撕裂的夹板疗法。

前 言

运动贴扎与包扎不仅是一种艺术，更是门科学。运动训练学员需要增强与职业相关的技能，利用科学原理指导应用，才能有效掌握。教育者面临着艰巨的任务，他们既要教授学员主要关节和肌肉群的解剖结构知识，又要教授他们与特定受伤有关的具体贴扎和包扎技术。

本书可以为教师提供指导，同时为学员提供帮助。本书包括解剖插图（常见于高级解剖课本中），同时对损伤机理进行了讨论，并配有420多张图片，对各主要关节和身体部位的贴扎与包扎技术做出了说明。本书中所涵盖的贴扎与包扎技术包括传统的贴扎、刚性贴布和弹性肌内效贴布贴扎。笔者相信这不仅有助于技能的开发，而且还有助于确保熟悉了解潜在的解剖情况。

本书将重点放在运动训练学员在临床实践中最有可能运用的贴扎和包扎技巧上。运动训练学员可能会对他们在比赛中不常用的许多技巧感到不知所措。本书中所述的技巧不仅在临床实践中常用，而且在一个学期的实验课期间就可以轻易地掌握。

由于运动在运动员安全恢复比赛的过程中同样起着重要的作用，因此，本书还对与具体受伤有关的基础拉伸和力量训练进行了说明。虽然这些运动无法替代其他治疗方法，但有助于康复后的运动员保持力量和活动度。本书所述方法适用于已经完成了康复计划，并且满足重返赛场标准的运动员，强调将运动贴扎与包扎以及相关的训练看成是运动员完全恢复的一种辅助手段，而非灵丹妙药。通过使用这种多层面的治疗方法，我们可以尽量减少运动员再受伤的可能性。但是，请注意，恢复与治疗练习与本书中讨论的其他治疗不同。

组织结构

第1章确定了多层面运动训练背景下的运动贴扎与包扎（以下统称"运动贴扎"）。本章强调了学习作为运动贴扎基础的解剖学，以及了解贴扎对运动性能影响的重要性。同时，学员还将学习应用贴扎和包扎时遵循运动组织管理的必要性。此外，本书介绍了作为传统贴布替代品的刚性贴布和弹性肌内效贴布。这些替代方式的注意事项和应用指南为后面几章中阐述的技巧做好了准备。

第2章~第7章对解剖和损伤机理，传统贴扎、刚性贴布和弹性肌内效贴布贴扎与包扎技巧，以及身体各部位相关的拉伸与力量训练等，进行了说明并配有插图。第2章将重点放在足-踝关节-小腿联合体上，除了提出一些贴扎技巧外，还对护具矫形术如何加速受伤运动员重返赛场进行了说明。第3章对膝关节进行了概述，并说明了与韧带损伤有关的失稳，以及预防性、康复性和功能性包扎在损伤管理中的作用。第4章对髋关节、大腿以及盆骨损伤的治疗进行了说明。第5章进一步讨论了肩部和手臂的解剖与损伤机理。第6章提出了临床医师在治疗肘关节和前臂损伤时可以运用的技术。第7章对腕部和手部损伤进行了说明，同时还提出了手指肌腱撕裂的夹板疗法。

关键特征

本书提供了最新的解剖与损伤机制四色插图（由 Primal Pictures 提供）。这些图片质量卓越，而且对贴布的边缘进行了深色处理，以便让贴扎方式更加清晰可见。同时，本书还确定了触诊标志，并配有插图说明。

同其他的健康专业一样，运动训练临床实践的循证方法对于有效的健康护理也非常重要。卡丽·多彻蒂（Carrie Docherty）等进行的研究促成了贴扎与包扎知识体系的建立。本书末尾大量的参考文献佐证了知识体系的不断完善，并为学员、临床医师和研究人员提供了参考。

更　新

本书为第3版，在保留第2版合理的结构、组织和关键特征的同时，对正文进行了一些更新。最明显的是，安妮·凯尔（Anne Keil）同笔者一起编写本第3版，提出了刚性贴布和弹性肌内效贴布贴扎的应用指南，并对本书中的一些技巧配上了插图说明。第1章包含有关刚性贴布和弹性肌内效贴布贴扎的一般信息、应用指南和注意事项。在本书的其余各部分中，对10种新的技巧进行了插图说明，并新增了30多幅图片，向运动训练学员展示了如何将刚性贴布和弹性肌内效贴布贴扎用于腓肠肌劳损，跟腱炎或足弓问题，膝关节、股四头肌和髋关节问题，肩部和肘关节过度伸展，上髁炎以及腰部和手部问题中。

最终评论

请开始激动人心的运动训练旅程吧！祝您好运。熟练掌握运动贴扎这门艺术和科学的临床医师会让运动员充满信心。但精通这些技能是一个挑战，只有在很多小时，甚至是几年的实践后才能熟练掌握。因此，笔者强烈建议读者反复温习包扎所需的基础解剖学知识并思考损伤的发生机理以及如何避免。在学习和实践的过程中，您可能会遇到挫折，但只要精力集中，勤加练习，终会熟练掌握运动贴扎与包扎技术。

致　谢

在本书的出版过程中，许多人做出了努力，Human Kinetics的组稿编辑梅琳达·弗莱格尔（Melinda Flegel）的大力支持、开发编辑阿曼达·尤英（Amanda Ewing）的专业知识、摄影师尼日尔·伯恩斯坦（Neil Bernstein）、图书设计师弗雷德·斯塔伯德（Fred Starbird）以及美术设计师安吉拉·K. 斯奈德（Angela K. Snyder）的才智大大促进了本书的出版，在此我表示衷心的感谢！同时还要感谢权限管理员达勒尼·里德（Dalene Reeder）。

同时，我还要感谢Primal Pictures提供了最新技术的Primal影像，以及Johnson and Johnson提供了本书中许多贴扎与包扎程序所用的物资。用刚性贴布和弹性肌内效贴布方法所用的物资由Sammons Preston提供。

亚伯拉罕·琼斯（Abraham Jones）和三桥爱成（Aisei Mitsuhashi）亲切地担当了新照片的模特。他们同杰定·阿贝高卡（Jatin Ambegaonkar）、金柏莉·赫恩登（Kimberly Herndon）、托尼·库拉斯（Tony Kulas）和下河内洋平（Yohei Shimokochi）一起很热情地担当了本书的模特。

奇普·斯密斯（Kip Smith）担任了本书前两版的摄影顾问，帮助绘制了本书中的几个插图。非常感谢他提供机会让我在匹兹堡大学开始我的职业生涯，并感谢他持久的友谊和支持。

踝关节不稳定相关评估与预防领导研究者卡丽·多彻蒂在本书末尾提供了综合性参考书目。

最后，我要感谢安妮·凯尔在本书中分享了她的专业知识。安妮提供了新的文本，对刚性贴布与肌内效贴布的程序进行了说明。同时，她还亲切地参与了该文字附带的新照片的拍摄。安妮曾经担任过各个领域的物理治疗师，包括门诊骨科、神经病学、住院、技能护理、康复和家庭健康护理。她在这些领域的经验为本书增添的新技巧提供了信誉保障。

第1章

贴扎与包扎简介

美国运动防护师协会（National Athletic Trainers' Association）编著的《运动防护教育能力（第5版）》确定了运动训练临床实践方面的8个主题领域。另外还有一个领域——临床综合能力（CIP）——反映了临床实践，并证明了这些能力的总体本质。要成为合格的运动防护师，学员应掌握下栏所列各主题领域所有的知识、技能和临床能力。这些知识、技能以及对运动员和他们参与的运动或体育活动的态度，对于贴扎与包扎来说是很必要的。

运动训练教育能力

基于证据的实践（EBP）

预防与健康促进（PHP）

临床检查与诊断（CE）

受伤和疾病的急症护理（AC）

治疗干预（TI）

心理策略与咨询（PS）

健康护理管理（HA）

专业发展与责任（PD）

临床综合能力（CIP）

[经许可改编自 National Athletic Trainers' Association, Athletic Training Education Competencies, 5E(online)]

解剖学是贴扎与包扎的基础

很好地了解人体解剖学对于了解贴扎和包扎的艺术性与科学性很有必要。您必须了解为使用贴扎或包扎技术提供支持的人体部分的解剖学结构。任何人都可以学习贴扎所需的心理运动技能（艺术），但必须要以了解解剖学结构、损伤机制以及使用贴扎的目的，如制动、限制运动或支持保护韧带、肌肉等之间的联系（科学）作为前提。本书以插图形式说明了使用贴扎或包扎技术所需要的身体各部位相关解剖学结构和损伤机制。同时，学员还应通过对表面解剖学的学习来确定和触诊这些解剖学结构。本书各章都列出了关键的触诊标志。

在对身体的位置、平面、方向以及运动进行说明时，还需要了解并使用解剖学术语。解剖学姿势是使用这些术语的参考点。矢状面将身体平分为右半部分和左半部分，与矢状面平行的任何平面均为矢状面。冠状面将身体分为前后两部分。水平面（轴平面或横切面）将身体分为上下部分。

人体解剖学——研究各身体结构以及身体结构之间的关系。

表面解剖学——研究身体的外形与表面。

解剖学姿势——手臂位于身体两侧、手掌朝前的站立姿势。

在描述四肢时，近端和远端用于标识四肢靠近或远离躯干部位的组织结构。四肢成对骨骼的位置通常被用作说明解剖位置。例如大拇指位于前臂的桡侧，大踇趾位于下肢的胫侧等。手掌和足底分别用于说明手和脚的前面，背部用于说明手和足的另一侧。

关于身体的移动也有具体的术语进行说明：屈曲是指向能够让关节的角度变小的方向移动，而伸展是指与屈曲相反的运动；外展是指远离中间线的运动，内收是指与外展相反的运动；旋转是指骨骼绕其长轴移动，在内外方向进行。此外，对于前臂和足的关节移动也有特定术语进行说明。旋后和旋前分别是指前臂移动到手掌向上和向下的位置（肘部处于90°屈曲）；外翻和内翻分别是指足底朝外或朝内运动；环转是指关节运动的组合，可以进行屈曲、外展、伸展和内收。

解剖学姿势

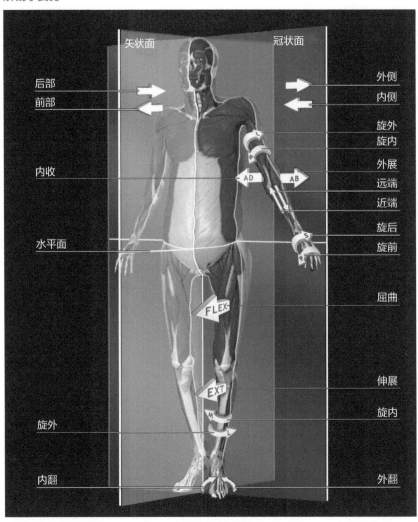

Primal Pictures供图

本书中介绍的贴扎、包扎和其他防护技术旨在对身体的骨、韧带、肌腱、肌肉、神经和关节进行支撑和保护，防止其受伤。本书对要应用贴布和绷带的一些常见受伤情况进行了图示说明。

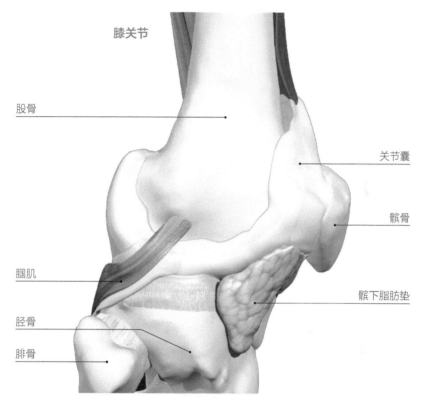

膝关节

股骨

关节囊

髌骨

腘肌

髌下脂肪垫

胫骨

腓骨

Primal Pictures 供图

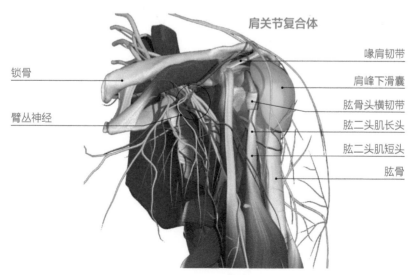

肩关节复合体

喙肩韧带

锁骨

肩峰下滑囊

肱骨头横韧带

臂丛神经

肱二头肌长头

肱二头肌短头

肱骨

Primal Pictures 供图

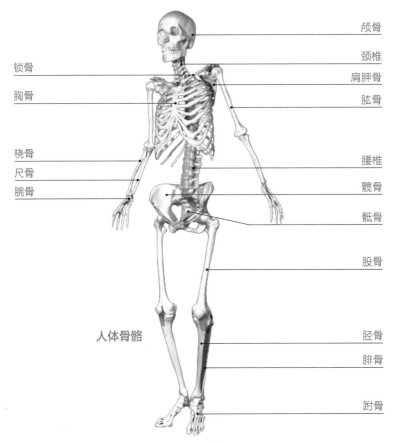

颅骨

颈椎

锁骨

胸骨

肩胛骨

肱骨

桡骨

尺骨

腕骨

腰椎

髋骨

骶骨

股骨

人体骨骼

胫骨

腓骨

跗骨

Primal Pictures供图

贴扎与包扎的作用

虽然美国运动防护师协会只是将贴扎列为运动防护师有效行使且必备能力之一，但它实际上是最重要并且最常见的技能之一。熟练运用运动训练贴布可以快速树立运动员的信心。但这项技术的学习过程是一个高回报却也会频频受挫的过程。同其他运动技能一样，贴扎最佳效果的实现源自大量的实践。

运动贴扎与包扎能够防止受伤，并且有助于伤后恢复。通常情况下，贴布应该能限制扭伤关节出现异常或过度运动，同时为扭伤所影响的肌肉提供保护。许多临床医师都将贴扎的价值归功于贴布在运动期间为运动员提供的更好的本体感受反馈。例如，在支撑物限制旋转运动前，前交叉制带受伤以及膝关节中旋转失稳的运动员可能通过支撑物获得感官暗示。这一早期的本体感受反馈可以让运动员潜意识地收缩肌肉，控制旋转失稳。同样，排球和篮球运动员可以通过被贴扎的、从空中落下时出现扭伤的踝关节获得感官暗示。在这种情况下，贴布在提供本体感受反馈方面比在实际限制过度扭伤方面更有效。

扭伤——韧带伸展过度（Ⅰ度）、部分撕裂（Ⅱ度）或完全断裂（Ⅲ度）。

本体感受——身体部分在空间中的位置意识。

与运动贴扎与包扎有关的运动防护教育能力

预防与健康促进

▶ 保护性设备与预防程序：采用预防贴扎与包扎程序、夹板、支撑物或其他专用保护设备。

治疗干预

▶ 身体康复与治疗性物理因子：制作和应用贴扎、包扎、支持与保护设备，加快恢复速度。

临床综合能力

▶ 预防与健康促进：为患者选择、使用防护设备、贴扎、包扎、护具、防护垫和其他定制设备，同时进行评价和修改相关标准，从而预防或尽量减少对头部、躯干、脊柱和四肢造成的伤害，安全开展运动或其他体育活动。

不管贴布和护具的作用如何，都不应代替运动。在运动员未进行运动治疗的情况下，对踝关节进行例行的贴扎是一种不合标准的护理方式。因此，贴扎应该结合拉伸和力量练习。出于策略的因素，只能对自愿想获得或保持最优关节运动范围和肌肉强度要求的运动员进行贴扎或包扎。

贴扎与包扎用品

要满足受伤运动员不同的贴扎与包扎需求，需要使用各种工具。这些工具包括弹性的（图1.1）或非弹性的（图1.2）运动防护贴布、布带、绷带和护具。市面上的运动防护贴布尺寸和材质有很多类型。

贴扎与包扎的目的

▶ 通过限制过度或异常的解剖学运动，对韧带和不稳定的关节囊进行固定。

▶ 强化四肢或关节的本体感受反馈。

▶ 通过加压和限制移动，对肌肉肌腱单元的受伤部位进行支持保护。

▶ 紧固保护垫、敷料和夹板。

非弹性贴布和布条

使用非弹性贴布可实现最佳的关节支撑效果，并限制关节的异常或过度运动。例如，直接用于踝关节的非弹性白色贴布可以防止过度内翻。

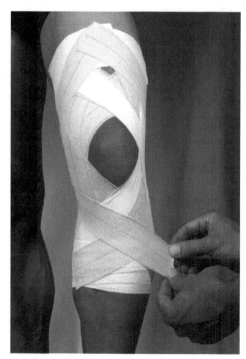

图1.1　使用弹性贴布固定膝关节

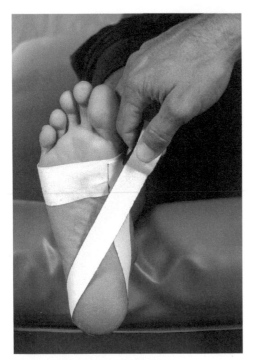

图1.2　使用非弹性贴布固定足弓

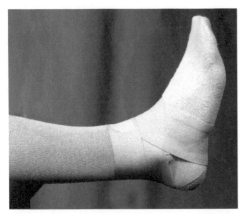

图1.3　用非弹性布条固定踝关节的价格比较便宜。同时，非弹性布条也是第2章中练习8字形和锁跟贴扎方法的最佳选择

非弹性白色贴布通常是可透气的，长度为15码（13.7米），宽度为1英寸、1.5英寸或2英寸（2.5厘米、3.8厘米或5.1厘米）。可根据运动员的体型、部位以及运动防护师的偏好来确定使用的宽度。

虽然非弹性贴布能提供最佳的支撑保护，但也最难使用，它会因为身体的轮廓导致贴布起褶。你需要进行大量练习才能顺畅和有效地使用非弹性贴布。

非弹性布条可以独立提供包扎，或与无弹性的白色贴布一起（图1.3）提供支撑保护。非弹性布条虽然没有贴布那样使用方便，但也是一种可接受的包扎方式，并且能够节省大量的费用；在财力有限的情况下，可以考虑使用这种方法。

弹性贴布与绷带

可使用弹性贴布或绷带来支撑保护那些需要进行大量自由运动的身体部位，而不是大部分关节。例如，需要通过包围大腿的方式来保护腘绳肌时，使用弹性贴布可以使肌肉正常收缩，同时不会限制血液的流动。弹性贴布和绷带也可以将保护垫固定在身体上（图1.4），大腿、髋部或肩部挫伤的运动员通常需要这种额外的保护，详细说明参见第4章和第5章内容。

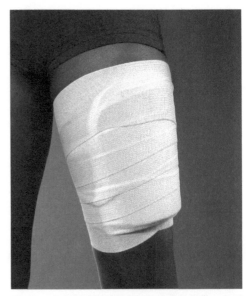

图1.4　在大腿前侧固定防护垫的弹性绷带。应用弹性绷带盖住用于紧固弹性包扎的金属夹或将其去掉，以保证安全

已证明弹性绷带在对急性损伤部位进行加压方面特别有用。加压通常结合冰敷进行，有助于控制软组织损伤引起的肿胀（图1.5）。

挫伤——一种冲击引起的表面损伤。

急性损伤——一种最近出现的外伤。

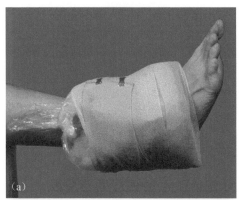

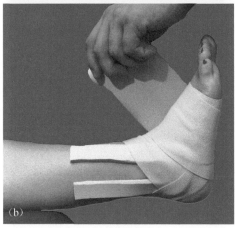

图1.5　（a）使用弹性绷带将冰块紧固在踝关节，将冰块直接敷在皮肤上且每小时不超过20分钟；(b) 弹性绷带也可以同马蹄垫一起使用，在急性扭伤的踝关节上施加压力

用这种方法对运动员进行治疗时，应及时告知其在急性损伤部位使用弹性绷带可能导致肿胀的潜在风险。尤其提醒运动员应通过监测手指或脚趾甲床颜色的方式注意血液循环受限的体征。

如果指（趾）甲床表面呈深蓝色，则表明血液循环受到影响。如果有必要在夜间使用弹性绷带，则一定要提醒运动员将受伤的关节抬高，并且较为宽松地对其进行包扎。

弹性贴布与非弹性贴布一样，拥有不同材质和宽度，可用于身体的各个部位。弹性贴布的宽度为1英寸、2英寸、3英寸或4英寸（2.5厘米、5.1厘米、7.6厘米或10.2厘米）。弹性绷带宽度为2英寸、3英寸、4英寸或6英寸（5.1厘米、7.6厘米、10.2厘米或15.2厘米）；为了适应较大的身体部位，如髋部和躯干等，也可以使用双倍长度的材料。弹性绷带的质量各异。由于弹性绷带区别于贴布之处在于可以重复使用，因此可以买质量更好、通常也更贵的产品，从而节省费用。价格较低、质量较差的弹性绷带不适合多次使用。

与贴布和绷带结合使用的防护设备

保护夹板和防护垫通常用于限制人体动作、保护身体、分散受伤区域的受力。运动贴布和绷带通常可将保护夹板和垫固定就位。保护材料包括泡沫、毛毡、热塑性塑料、热泡沫，以及玻纤、硅橡胶和氯丁橡胶等其他材料。本书将对这些保护材料以及将其固定就位的贴布和绷带进行示例说明。

运动护具

护具可以防止健康关节受伤并可固定不稳定的关节。市面上有针对身体各个关节的护具出售，但就运动而言，通常需要使用的是踝关节、肩关节、肘关节和腕关节护具。对于护具，本书不做全面的讨论，而是将重点放在治疗常见的踝关节和膝关节韧带损伤，以及因肘关节和腕关节过度使用而损伤的护具。此外，还将在相关章节就踝关节、膝关节、腕关节、肘关节和肩关节护具进行图示说明。

护具还可以作为运动贴布的补充或替代，例如用于踝关节的护具不同于弹性贴布，是可以重复使用的，因此节省了费用。但是，有的护具价格较高，例如功能性膝关节护具的费用在500～700美元不等。

刚性贴布与弹性肌内效贴布

在体育活动期间，传统贴布的有效性会降低。传统运动贴布的替代品包括刚性贴布（如Leukotape白色贴布）和弹性肌内效贴布（如Kinesio贴布）。

刚性贴布

底层贴布［如Cover-Roll品牌产品等（图1.6）］外加刚性贴布的黏着效果比传统的运动贴布要好，让运动员可以承受更长时间的活动。Leukotape白色贴布以及其他类似品牌的刚性贴布在开始使用时拉伸度只有30%，因此能更好地对身体各部位进行固定。这种拉伸度不大的贴布对于参与体育活动以及依赖贴布实现稳定的人来说尤为重要。底层贴布通常在使用刚性贴布前使用。贴布的治疗效果包括稳定关节，改善关节的运动以及耐受负荷，改变和控制姿势或小的变形，帮助评估矫形手术的使用，便于肌肉活动与控制，限制肌肉活动，通过卸荷结构来减少疼痛，增强运动神经元兴奋，增大关节扭矩以及增强本体感受等。

弹性肌内效贴布

另一种形式的治疗贴扎采用弹性肌内效贴布，如Kinesio贴布等（图1.7），其最大弹性长度高达贴布原先长度的140%。这种弹性肌内效贴布使得肌肉可以充分运动，并且有助于淋巴回流。弹性肌内效贴布不含乳胶，并且防水。虽然肌内效贴布很受欢迎，但它能够有效地作为伤痛唯一治疗技巧的证据却很有限，存在着不一致的结论，并且质量不是很好。肌内效贴布在减少疼痛、增加运动范围以及改变肌电图（EMG）活性方面很有效。但是，只有将它与其他身体治疗方法，如手法治疗和对有神经损伤的（如中风、大脑性麻痹）或矫形外科受伤的人进行锻炼等结合使用时才会出现这种状况。肌内效贴布的好处包括关节支撑保护和分散负荷，拉伸紧张的筋膜，减少淋巴阻塞（针对颈部、腋窝、内侧肘部、腕背、骶骨、腹股沟、膝部内侧以及跟腱区

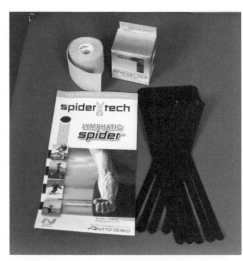

图1.6　Leukotape白色贴布与Cover-Roll底层贴布　　　　图1.7　Kinesio贴布和Spidertech的产品

进行贴扎时，刺激淋巴流通），通过协助实现肌肉促进（降低疲劳）和抑制（减少高度紧张和痉挛），实现肌肉功能的正常化，增加本体感受输入，增加关节的运动范围以及减少疼痛等。

贴布贴扎与肌内效贴布贴扎应用指南

首先，同运动贴布一样，要对症状的原因或形成因素进行准确的评估。鉴于患者主动要求活动，这一评估就显得尤为重要。可将贴扎用作其他治疗方案的辅助工具，包括肌肉失稳锻炼、紧张肌肉拉伸、姿势再训练、加重活动期间的生物力学评估模式，以及使用手法治疗解决关节功能受限问题。根据所掌握的解剖学与生物力学知识，整体性地选择最有益的贴布类型及最适合的方法非常重要。

运用贴布时，可以对许多运动贴扎方法进行修改（如使用较少的贴布等）。只要记住预防措施，以及使用贴布后，会减轻患者的疼痛或症状，贴扎就会成为一个创意的过程。仅使用贴扎还不足以对受伤部位进行评估和治疗——由具有资质的健康专家进行充分的评估是确定相关治疗方案最主要的第一步。

贴布贴扎与肌内效贴布贴扎的预防措施

与运动训练贴布相比，贴布贴扎与肌内效贴布贴扎相关的预防措施有几个方面的差异，如下所述：

1. **对乳胶或粘胶过敏。**Cover-Roll 品牌产品（底层贴布产品）不含乳胶，而 Leukotape 白色贴布和其他品牌的贴布的确含有乳胶。肌内效贴布不含乳胶，并且直接贴在皮肤上。对于乳胶过敏的人，可以使用贴布贴扎方法，通常不会产生任何问题，但贴布不得直接与皮肤接触。如果皮肤对乳胶或粘胶过敏或敏感，则贴布下面的皮肤会出现大量的红斑，并且可能非常痒。过敏反应通常会在 24 小时内出现，并且最多持续 10 天。将贴布撕掉后，皮肤呈红色很正常，尤其是长期在皮肤上使用时。这种红色通常会在几分钟到几小时内消退。如果皮肤受到刺激，可以使用可的松或其他外用抗炎霜，或将炉甘石液或液体抗霜剂涂在受影响的皮肤区域；另外，还可以在使用前使用护肤剂。

2. **摩擦红肿或起泡。**用力拉动或固定贴布时，会出现摩擦红肿或起泡。在某些紧张或过度运动的区域，皮肤可能会磨破和撕裂（通常在膝前或膝部内侧）。这些区域的皮肤会随着时间的推移而变得更坚韧，并且不容易磨破。

3. **限制关节移动范围的贴扎方法。**使用贴布时，了解患者所希望的运动范围，以便在对该区域进行贴扎时，关节活动不会受限，并且不会影响活动的进行，或贴布不会造成过度的拉动，导致摩擦红肿或起泡。

4. **贴扎导致末梢血液循环受影响。**在关节（肘部、膝盖、踝关节、手腕）周围进行完整的贴扎时（尤其是采用刚性贴布进行贴扎时），确保贴布不会太紧，以免影响贴布区域末梢的血液循环。太紧会影响静脉回流，导致该区域（如手或足部等）肿胀，以及更严重的并发症。

5. **皮肤脆弱。**在对皮肤脆弱的人（如老人、小孩、有结缔组织病的人、有糖尿病，皮肤易裂的人等）进行贴扎、在开放性伤口或疤痕伤口上进行贴扎，或在最近手术后进行贴扎（如在未完全愈合的伤疤上进行贴扎）时要小心。在塑料绷带上贴扎时，可以将开放性伤口或疤痕盖住，并让患者短时间贴上贴布，以便对伤口状态进行检查。皮肤的完整性有问题的患者可以将底层贴布小测试条放在皮肤上几天，以便观察皮肤的耐受性。

刚性贴布的应用

1. 对要贴扎的皮肤区域进行处理。在贴扎前，确保对皮肤进行了剃毛、清洁（如果皮肤脏或有油脂，使用外用酒精清洁），并且无任何残留粘胶（使用胶布清除剂）。对于要贴扎的皮肤区域有影响的衣服，应该脱去。

2. 让患者就位，确保就位方式能够最好地处理身体受伤部位，并且确保患者在贴扎期间处于最佳的中立解剖学姿势。有些方法要求要有两名临床医师，以便达到最优的效果。

3. 测量并剪切底层胶布，并在使用时覆盖合适的面积，以免刚性贴布与皮肤接触（在进行足部贴扎时，底层包扎物可选的情况除外）。

4. 将刚性贴布剪切或撕扯，沿着拉动方向敷贴，并适度张紧，有时拉动会在底层包扎物上形成一些褶皱，或导致皮肤起皱或收拢（图1.8）。

5. 让关节在患者活动所需的运动范围内进行运动，对贴布的整体性进行评估（例如，在对膝关节进行贴扎时，让患者屈曲或伸直膝关节，或在对足部进行贴扎时，让患者行走）。如果边缘拉松，可能需要在贴布两端施加压力，或者在贴布一端固定底层包扎条，以便将贴布紧固（图1.9）。

6. 对症状变化或疼痛控制进行评估。贴布应该能够快速起作用，并且对于患者以前运动会导致疼痛的区域，现在的疼痛感降低。如果贴布未改善症状，或导致其他区域出现疼痛，则应将其撕掉。

7. 有关贴扎时间的说明。使用刚性贴布时，根据贴布的完整性和皮肤的耐受性，贴布可以贴2～7天，洗澡或出汗也不会受到影响，并且应保持完整。游泳或过度暴露在水中会导致黏着时间减少。如果皮肤有油或出汗非常多，也会导致黏着时间减少，尤其是在足部。贴布边缘首先会参差不齐，然后开始剥落。贴布需要贴到肌肉足够强壮、足以支持活动所需的身体区域为止，并且肌肉需要有足够的耐受性，能够在要求的时间内保持姿势。通常情况下，如果症状为急性，则在正常活动期间，患者的贴布需要持续3～5天。一旦疼痛减少，患者可以慢慢地恢复常规体育运动，仅在剧烈运动时使用贴布。大多数的时候，当肌肉的强度和耐力得到改善时，在某些活动期间就不需要使用贴布了。患者需要保持良好的生物力学姿势。

8. 撕掉贴布。在底层包扎物的边缘处将贴布慢慢剥离，以免导致皮肤受损。皮肤比较湿润时（如在洗澡、淋浴或游泳后），最容易撕掉贴布。

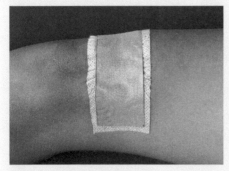

图1.8 张力施加在贴布上

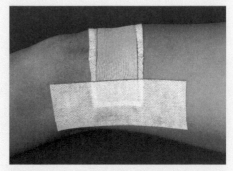

图1.9 底层包扎物的固定条

肌内效贴布的应用

1. 在活动前使用贴布20分钟～1小时，确保黏着效果最佳。如果在活动期间使用，可使用贴布黏结剂。如果在出汗的部位或手、足部使用，应使用防水贴布。肌内效贴布在使用1小时后开始有防水功能。

2. 开始和结束使用贴布时，没有张力。将贴布的两端切割成圆形，防止贴布角卷曲。贴布会让皮肤挤在一起，并且褶皱，产生承压腔和真空效应。在皮肤上开始和结束贴贴布时，不要盖在另一张贴布上。剥离掉1～2英寸（2.5～5厘米）纸质背衬，或在背衬中撕开一个小口，这样有助于撕掉贴布。将贴布粘在皮肤上，然后让关节充分运动，并将其余的贴布条压在皮肤上。在使用前，避免过度伸展贴布。避免在一个区域粘贴三张以上贴布，因为这样会导致黏着不良。

3. 常见的贴布剪切方法有4种：I形剪切［图1.10（a）］可用于所有肌肉，并直接使用在受影响的肌肉上，或交叉覆盖关节，以便增加稳定性，或对急性关节受伤使用；Y形剪切［图1.10（b）］是包围肌肉和减轻痉挛或增大薄弱肌肉的力量，以及增大淋巴回流时最常见的一种技巧；X形剪切［图1.10（c）］可相对于目标肌肉来稳定关节；希望淋巴沿着扇形流动时，扇形剪切［图1.10（d）］可以减少水肿。

   ▶ 要减轻痉挛，在拉伸肌肉的情况下（如在对小腿进行贴扎时，将踝关节背屈），从肌止点到肌起端进行贴扎。

   ▶ 要治疗薄弱的肌肉，从肌肉起端到肌肉止点进行贴扎，同时伸长拮抗肌（例如，所采用的方法会影响上斜方肌或三角肌时，伸展胸大肌）。这类贴布的使用会使皮肤挤紧。

   ▶ 要帮助消除擦伤、水肿或血液循环问题，应尽量少收缩，或者不收缩肌肉。若要影响肌肉，在使用贴布时，应轻度或中度收缩肌肉。为了帮助稳定关节或韧带，应最大程度收缩肌肉。

4. 完成贴扎后，可摩擦贴布，以激活热敏胶。若贴布被打湿（如在洗澡后等），用毛巾将其拍干，或用电吹风吹干（注意：电吹风以热会导致贴布更难以被撕掉）。贴布通常张贴3～10天。如果贴布边缘翘起，在其他贴布保持完整的情况下，可将其剪掉。

5. 要撕掉贴布，将其顺毛发方向拉动，同时压住其周围的皮肤。要让该过程更舒适，应在贴布中涂满婴儿润肤油、植物油，或贴布清除剂，等待15～20分钟，然后撕掉。

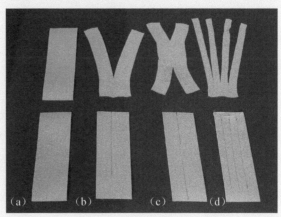

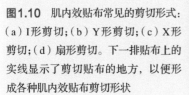

图1.10 肌内效贴布常见的剪切形式：（a）I形剪切；（b）Y形剪切；（c）X形剪切；（d）扇形剪切。下一排贴布上的实线显示了剪切贴布的地方，以便形成各种肌内效贴布剪切形状

了解运动、运动员以及损伤

要成为一名成功的运动防护师，必须了解解剖学和损伤机理，并掌握运动贴扎的相关技术。此外，还应了解有关贴扎与包扎的项目规则，以及个别运动员的个性化需求。

运动中贴扎与包扎的规定

大多数的运动管理协会都对贴扎与包扎的程度，以及用于保护受伤部位的材料做出了规定。这些规定是强制性的，因为贴布的使用会给使用者在比赛期间带来不公平的优势，尤其是在摔跤等运动项目中。防护设备和支撑物也可能会导致其他参与者受伤。大多数协会都禁止使用硬性和刚性材料，除非加上柔软、可弯曲的防护垫。

同时，运动协会还对有组织的比赛期间的运动受伤管理进行了规定。例如，摔跤运动给予受伤运动员治疗的时间非常少；其他许多运动会要求运动员退赛，不管受伤严重程度如何；如果运动员出血，还必须遵循普遍的预防措施。这些规定都会影响到对受伤运动员进行评估，以及使用支撑物或贴布的方式。详细规定可以咨询相关的管理机构。

了解运动员

一些运动员即使只是在活动度轻微受限的情况下也不能参加运动，而其他一些运动员即使受限程度很大，却仍然能在运动中表现出色。例如，橄榄球进攻球员或防守球员的手部和手指如果受到大量的限制，可能不会影响运动员的表现。相比之下，同一程度或更低程度的限制则会对四分卫或接球员的敏捷性产生极大的影响。对铅球运动员的踝关节进行贴扎的技巧与包扎短跑运动员关节的技巧不同。这些例子表明，要掌握贴扎的艺术与科学，必须要了解运动员的不同需求。

检查与处理受伤部位

必须充分进行对受伤部位的评估和康复，以便有效地进行贴扎与包扎，包括知晓运动员何时练习和参加比赛是安全的。

损伤检查

在任何情况下，未了解损伤机制与其潜在的解剖学结构前，不得对运动员的损伤部位进行贴扎或包扎。在了解损伤机理的情况下，可以按照有助于防止进一步损伤的方式使用贴布。要确定损伤机制，并了解病是急性损伤还是慢性损伤，必须要了解运动员的历史信息。可采用第13页的损伤评估方案进行系统性评估。有关损伤评估的更多信息，请参见本书末尾的参考文献，包括针对如何评估肌肉骨骼损伤的精品案例。

运动治疗的作用

作为一名运动防护师，除了要对受伤的运动员进行贴扎或包扎，还有很多事情要做，例如必须负责向运动员提供适当的拉伸和力量训练。只有运动员达到正常的训练强度、灵活性和活动范围时，才能预防损伤或不让损伤再次发生！本书列举了很多对设备要求很低的训练项目。对于已满足重新参赛标准的康复运动员来说，使用这些设备来进行训练可以保持力量和灵活性。

重新参赛的标准

尽管贴扎有助于运动员恢复体育活动，但这些辅助性措施并不能替代运动员损伤前的功能性能力。如果运动员上肢或下肢受伤，当他们的力量、灵活性和运动范围恢复到与未受伤时基本相同时，才能继续进行运动。如果损伤涉及下肢，就应该对运动员进行包括快跑和急转在内的功能测试。例如，表现为减痛步态的运动员，不管是否贴扎，均不得参加比赛。

损伤机制——说明具体的受伤原因。

慢性损伤——具有持续性的非创伤性受伤。

减痛步态——疼痛或异常的步行或跑步模式。

疗台不同：一般情况下，治疗台长度为72英寸（138厘米），高度为30英寸（76厘米）；根据临床医师的身高不同，贴扎台长度应大约48英寸（122厘米），高度为35英寸（89厘米）。

损伤评估方案

▶ 了解运动员与损伤机理有关的历史信息。

▶ 对肿胀或变形区域进行检查。

▶ 对身体异常部位进行触诊。

▶ 评估关节主动活动度——运动员自主移动关节活动的范围。

▶ 确定关节被动活动度——在运动员放松时检查者移动关节活动的范围。

▶ 评估受限的运动范围——运动员围绕受伤部位收缩肌肉的能力。

▶ 应用特殊试验来评估关节韧带的完整性。

▶ 随时将结果同未受伤的四肢进行比较！

受伤运动员恢复比赛的标准

▶ 与未受伤的区域相比，受伤区域恢复了正常的力量、灵活性以及活动度。

▶ 运动员全速进行功能性测试，如跑步、切步以及其他灵敏性练习，而不会出现跛行。

▶ 运动员的心理状况证明其愿意和有热情恢复比赛。

与团队一同出行时，要安排足够的设施进行赛前的贴扎。在客车座椅或酒店床上进行贴扎会让这一快乐的工作变成一个艰难和痛苦的过程。

性别考虑

运动防护已经进入了医学相关专业的范畴，并且会在男女同校的环境中对运动员进行治疗。在大多数实践中，要注意男女运动员的区别。性别差异不会造成贴扎的困难，但应随时保护运动员的隐私。例如，应在女运动员穿着露背背心或慢跑胸罩时对其进行肩部贴扎；在男女运动员的大腿至髋部和腹股沟使用弹性绷带包扎等。

对赛前贴扎部位进行处理时，出门在外的团队有时会产生不便，尤其有时为了关照异性运动员，会额外增加一些困难。应该等待运动员适当穿衣后再进入衣帽间完成贴扎任务。如果时间紧张，则可以将贴扎台从衣帽间移到邻近的区域，便于在对运动员进行贴扎的同时，确保其余的人可以更衣进行比赛。

贴扎的准备工作

应在能最大限度提高有效性的环境下进行贴扎。由于这一工作要花很长的时间，因此可以通过做好自己、设施以及运动员的准备工作来优化临床贴扎技能。准备工作以及运动员的配合很关键。

贴扎环境

保持贴扎区域清洁以及外观良好。应有足够的照明和通风条件。由于热量和湿度会让贴布难以使用，因此应将物品保存在阴凉的环境中。

这项工作需要花费大量的时间练习心理运动技能。因此，应创建一个良好的贴扎环境，并使用一个贴扎台，确保人员的舒适性。贴扎台与治

运动员的准备与配合

对受伤部位进行贴扎时，运动员应坐下或站立，并集中注意力（图1.11和图1.12）。如果运动员注意力不集中，无精打采或斜靠着，会使受伤的身体部位无法保持适当的解剖学姿势。如果踝关节下垂或腕关节柔软，很容易导致不稳影响贴扎的效果。

使用贴布前，确保该使用部位已清洁过，并且尽量无毛。最好能预备一把剃毛刀。

使用贴布时，可以使用其他粘胶。许多粘胶在市场上就能买到，但是如果身体部位干净、已剃毛并且干燥，则不需要粘胶。贴布与骨凸出部位或肌腱接触时，最终的摩擦通常会导致水泡。为了尽量让运动员保持舒服，在使用贴布前，请使用摩擦垫，并将这些部位润滑（图1.13）。贴扎前的底层包扎物也可以防止出现水泡，但通常会导致贴布滑落（图1.14）。因此，我建议在把贴布粘胶一起使用时，尽量少使用底层包扎物。

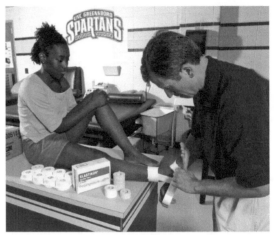

图1.11　踝关节贴扎期间注意力集中的运动员。注意观察运动员坐下时踝关节是如何保持90°的

布时，将先前的条带重叠贴布宽度的一半（图1.17）。在可能的情况下，用单个条带从四肢的远端点向近端点贴扎。避免将四肢周围的贴布连续解开，因为该方法可能会产生褶皱，并影响血液循环。

贴布的使用与去除

下面是使用和去除贴布时应掌握的一些基本技能。

● 撕断贴布：尽管撕断贴布看起来很简单，但这是你遇到的第一个挑战。练习这一技能时通常会让人非常沮丧，尤其是指导人员禁止你使用牙齿时。要成功撕断贴布，可将手指在要撕断的部位并拢，将贴布拉开，并向相反的方向迅速地用力扯断贴布（图1.15）。如果贴布已起皱或被折叠，则其抗拉强度将大大增加，无法撕开。如果出现这种情况，沿贴布的边缘移动到另一个位置，然后再进行尝试。

● 使用贴布：贴扎第一步是固定锚点，它将为接下来的贴扎提供固定（图1.6）。使用贴

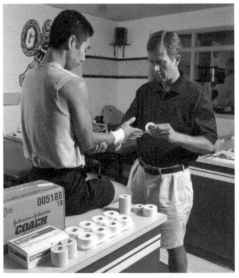

图1.12　腕关节贴扎期间应集中注意力。注意观察运动教练在贴扎腕关节时，运动员是如何稳定前臂的

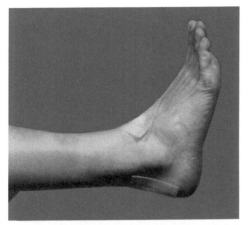

图1.13　将摩擦垫放在骨凸出部位或容易受到贴布刺激的部位。在贴扎前，将这些贴布放在踝关节前后的肌腱上，以防止出现切口和擦伤

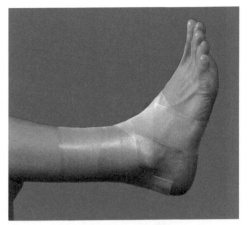

图1.14　使用贴布前进行皮肤膜包扎。为了实现最佳的粘贴效果，请将贴布直接使用在皮肤上。但对于某些运动员，底层包扎物可以防止因贴布长时间与皮肤接触而产生的刺激或红斑

> 远端——四肢上远离躯干的一端。
> 近端——四肢上靠近躯干的一端。

● **去除贴布**：运动防护师应确定，在练习或比赛结束后，应将所有的贴布撕掉。用手术剪或市售的贴布剪刀将骨凸出部分最少以及组织顺应

性最好的区域的贴布剪掉（图1.18），缓慢、轻轻移动将贴布拉回，同时压紧皮肤（图1.19）。可以使用贴布清除剂轻松将贴布撕掉。应监测皮肤是否有切口、水泡或过敏反应症状，若有，则应对切口和水泡进行适当的清洁并敷药。如果运动员出现红斑，就需要使用另一种贴布对受伤部位进行处理。

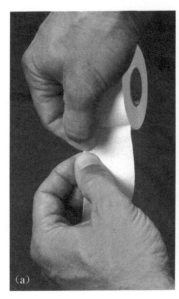
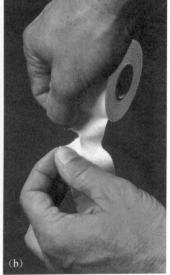

图1.15　撕开贴布的方法：（a）将手指并拢，沿相反的方向快速用力拉扯；（b）贴布可以撕扯掉，但是如果贴布出现卷曲或褶皱，请将手指远离褶皱区并再次尝试。某些弹性贴布可以用手指撕开，但其他一些则需要用剪刀

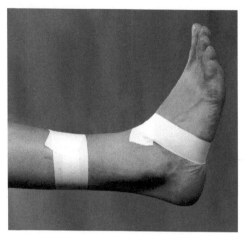

图1.16 大多数的贴扎过程由固定锚点开始，但在对踝关节固定锚点时，由于没有防摩擦垫，踝关节肌腱周围可能会出现应激反应

下面是一份有关基本能力的检查表，可以帮助教练和学员对有效进行损伤评估和贴扎所需的知识、技能和方法进行评估。

本章中提出的原理为后面几章中讨论的治疗内容做好了准备。祝你在这些令人满意的心理运动技能训练中好运！

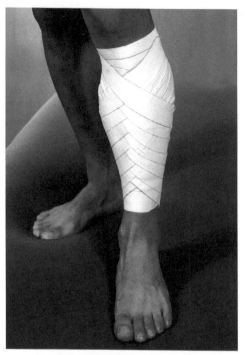

图1.17 小腿上贴布的重叠。注意观察各条带与上一条带是如何在贴布宽度一半处进行重叠的。使用后将各条带撕掉，不得再次使用该贴布。连续使用非弹性贴布通常会导致褶皱，并且可能会阻碍血液循环和正常的肌肉功能。通常情况下，可以连续使用弹性贴布和绷带

贴扎能力检查表

1. 确定损伤机制：☐

2. 确保身体部位清洁、已剃毛：☐

3. 选择适当的贴布或包扎物：☐

4. 运动员和身体部位正确就位：☐

5. 正确进行适当的贴扎：☐

6. 正确指示运动员将贴布撕掉：☐

7. 确保运动员遵循相关的运动规则：☐

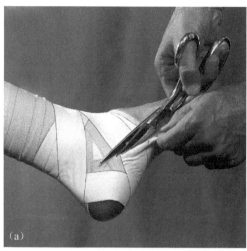
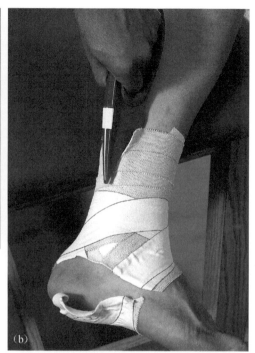

图1.18 （a）使用钝尖手术剪或贴布剪刀将贴布剪开；（b）将因身体部位的解剖学结构而容易松动的贴布剪掉

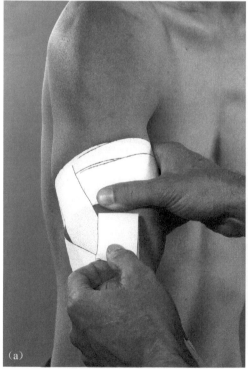
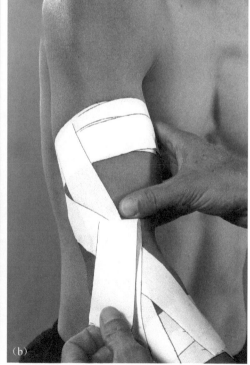

图1.19 将贴布适当地从皮肤上撕掉：（a）注意观察手如何保护皮肤；（b）按照与稳固皮肤相反的方向拉动贴布，慢慢将其撕掉

第2章

足部、踝关节与小腿

足部是骨头、韧带和肌肉的复杂组合体。足部的26块骨头构成了一些重要的关节。距骨和跟骨构成了距下关节，跟骨与骰骨以及距骨与足舟骨的结合形成了跗中关节；5块跖骨的基部和跗骨构成了跗跖（TMT）关节，而跖骨和趾骨头则构成了跖趾（MP）关节。各脚趾包含趾间关节——其中一个趾间关节位于大脚趾，近端（PIP）和远端（DIP）趾间关节位于其余4个脚趾。多个小韧带包扎了足部的关节。

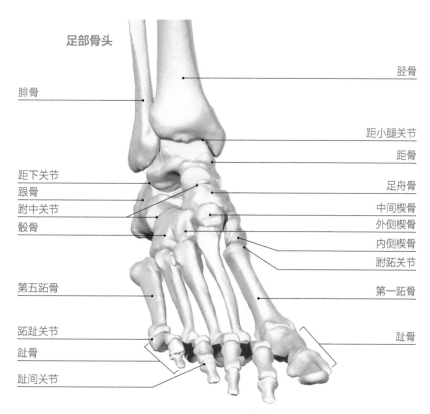

足部骨头

腓骨

距下关节
跟骨
跗中关节
骰骨

第五跖骨

跖趾关节

趾骨

趾间关节

胫骨

距小腿关节
距骨

足舟骨
中间楔骨
外侧楔骨
内侧楔骨
跗跖关节

第一跖骨

趾骨

Primal Pictures 供图

足部骨骼还形成了两个足弓。第一个为纵弓，沿足部的内侧缘出现。纵弓很显著（高）的运动员为高弓足，而足弓扁平的运动员则为扁平足。第二个足弓由第五跖骨头形成，为横弓。

足部包含4个肌肉层，称为内附肌。最表面的一层为足底筋膜，维持足部的纵弓。中间和足底外侧神经对内附肌进行神经支配。这些神经延续到跖骨头之间的脚趾，为趾间神经，是运动员刺激的共点。

内侧——朝向内部。

高弓足——纵弓高的足。

扁平足——纵弓扁平的足。

固有肌——起于并附着在足部或手部内的肌肉。

表面——朝向身体表面。

外侧——朝向外部。

神经支配——将神经冲动从中枢神经系统输送至外围，促使肌肉收缩。

指/趾间——位于手指或足趾之间。

连接——两块或多块相邻骨头构成关节的一点。

远端胫骨和腓骨与距骨的连接，也称距小腿关节，构成了踝关节。踝关节和足部通过距小腿关节、距下关节和跗中关节的组合实现运动。踝关节背屈和跖屈主要出现在距小腿关节；内翻和外翻出现在距下关节（图2.1）。足外展和内收出现在跗中关节。踝关节背屈、外翻和足外展组合（同时非承重）导致了旋前；跖屈、内翻和内收导致了旋后。

背屈——足部朝上或朝向背面的运动。

跖屈——足部朝下或朝向跖面的运动。

内翻——足部的向内运动或旋转。

外翻——足部的向外运动或旋转。

外展——远离身体中心线的运动。

内收——朝向身体中心线的运动。

旋前——前臂的运动使得手掌向下；或在非承重的情况下，背屈、外翻和足部外展的组合。

旋后——前臂的运动使得手掌向上；或在非承重的情况下，跖屈、内翻和足部内收的组合。

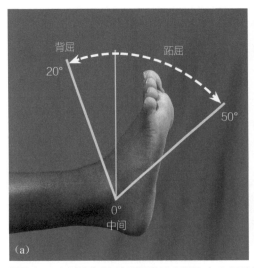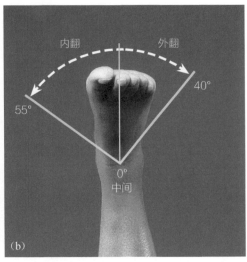

图2.1 （a）踝关节背屈与跖屈的运动范围；（b）踝关节内翻与外翻的运动范围

一些韧带可增强踝关节稳定性。在外侧，距腓前韧带、跟腓韧带以及距腓后韧带会阻止过度内翻。宽大的三角韧带——4种韧带的组合——稳定了踝关节的内侧，并阻止过度外翻。

脚趾和踝关节上的外附肌的起点位于小腿中。前肌肉——胫骨前肌、踇长伸肌、趾长伸肌和第三腓骨肌——产生了背屈和趾伸展。侧肌由腓骨长肌和腓骨短肌组成，能够使足外翻。深层后内侧肌肉，包括胫骨后肌、踇长屈肌和趾长屈肌产生内翻和趾屈曲。跖屈来源于腓肠肌、比目鱼肌跖肌。腓肠肌和比目鱼肌与跟骨结合形成跟腱。腓肠肌和跖肌源于膝关节以上，但比目鱼肌起点在小腿。该区别在膝关节伸展运动的讨论中很重要。

踝关节包含有几个支持带，在外附肌穿过踝关节并进入足部时，将外附肌的肌腱固定在小腿上。使用贴布缓解外胫夹的不适时，伸肌支持带非常有效。

前——四肢的前面或上表面

外附肌——起于小腿或前臂，并附着在足部或手部内的肌肉。

起点——肌肉在骨骼上的附着点；通常是指肌肉的远端附着点。

后——四肢的后面或下表面。

支持带——用于稳定肌腱或骨头的软组织纤维结构。

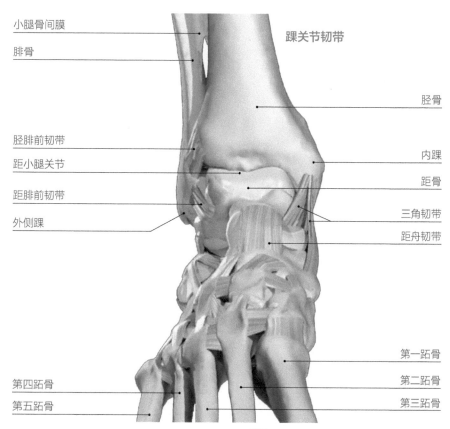

小腿骨间膜

腓骨

踝关节韧带

胫骨

胫腓前韧带

距小腿关节

距腓前韧带

外侧踝

内踝

距骨

三角韧带

距舟韧带

第一跖骨

第四跖骨

第五跖骨

第二跖骨

第三跖骨

Primal Pictures供图

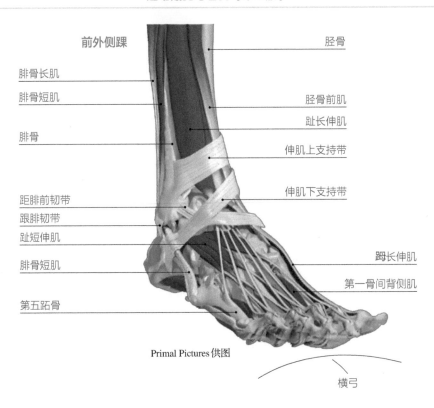

前外侧踝

腓骨长肌

腓骨短肌

腓骨

距腓前韧带

跟腓韧带

趾短伸肌

腓骨短肌

第五跖骨

胫骨

胫骨前肌

趾长伸肌

伸肌上支持带

伸肌下支持带

跛长伸肌

第一骨间背侧肌

横弓

Primal Pictures 供图

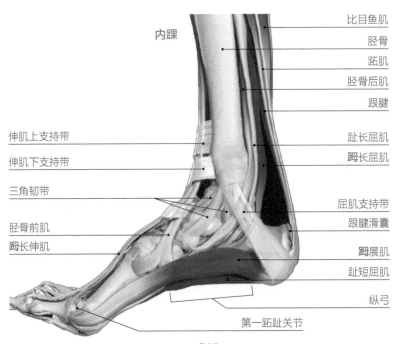

内踝

伸肌上支持带

伸肌下支持带

三角韧带

胫骨前肌

跛长伸肌

比目鱼肌

胫骨

跖肌

胫骨后肌

跟腱

趾长屈肌

跛长屈肌

屈肌支持带

跟腱滑囊

跛展肌

趾短屈肌

纵弓

第一跖趾关节

Primal Pictures 供图

后肌

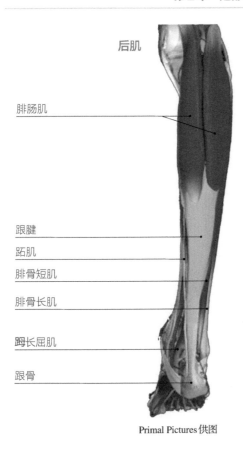

腓肠肌

跟腱
跖肌
腓骨短肌
腓骨长肌

蹈长屈肌

跟骨

Primal Pictures 供图

关键触诊标识

外侧面	前面
▶ 距腓前韧带	▶ 胫腓前韧带
▶ 跟腓韧带	**背侧面**
▶ 距腓后韧带	▶ 第一跖趾关节
内侧面	**后面**
▶ 三角韧带	▶ 跟腱
▶ 纵弓	▶ 腓肠肌
跖面	▶ 比目鱼肌
▶ 足底筋膜	
▶ 横弓	
▶ 跟骨	

表面解剖学

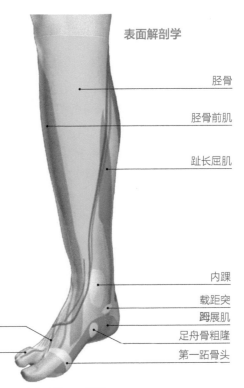

胫骨

胫骨前肌

趾长屈肌

内踝
载距突
蹈展肌
足舟骨粗隆
第一跖骨头

蹈长伸肌
趾长伸肌

Primal Pictures 供图

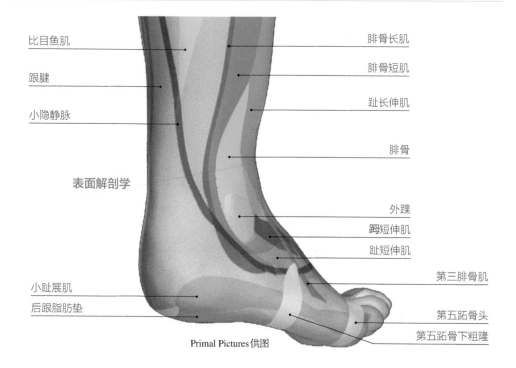

比目鱼肌	腓骨长肌
跟腱	腓骨短肌
小隐静脉	趾长伸肌
	腓骨
表面解剖学	外踝
	跛短伸肌
	趾短伸肌
	第三腓骨肌
小趾展肌	第五跖骨头
后跟脂肪垫	第五跖骨下粗隆

Primal Pictures 供图

踝关节扭伤

　　体育活动会对脚部和踝关节产生很大的压力，导致这些部位极易受伤。踝关节扭伤是最常见的一种受伤情况。

　　踝关节损伤源于过度内翻或外翻。由于关节的骨骼和韧带的结构，内翻扭伤更常见。三角韧带复合体的4个韧带比3个侧向制带更强壮，腓骨形成的榫眼的延伸范围比胫骨更远。这些因素限制了外翻，并且使得内翻踝关节扭伤的发生概率更高。可以使用贴布、护具或两种相结合的方式来固定已扭伤的踝关节。

闭锁式编篮贴扎

　　进行闭锁式编篮贴扎时，首先固定锚点，并进行连续互锁马镫和马蹄形贴扎。在踝关节的内侧或外侧用一根或多根锁跟贴扎条带完成贴扎（图2.2）。在内翻扭伤的情况下，从小腿的内侧开始进行马镫形贴扎，并拉向外侧。对于外翻受

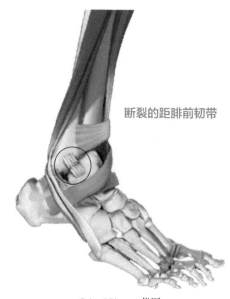

断裂的距腓前韧带

Primal Pictures 供图

伤，从侧向小腿上开始贴扎垂直条带，并拉向内侧。身体解剖学姿势（如直立姿势）下可使用马蹄和马镫形贴扎。

需要注意的是，这种贴扎最常见的错误就是足部周围的锚点固定带绑得太紧。由于足部在支

撑身体重量时会撑开，因此，远端极度收缩可能导致运动员极不舒服。锚点应尽可能靠近踝关节使用。对于需要更高敏捷性的运动员来说，甚至可以忽略这一道贴扎。

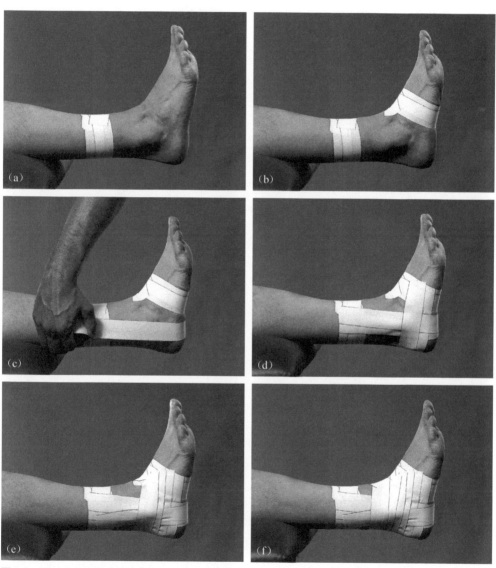

图2.2　踝关节的闭锁式编篮贴扎。运动员保持踝关节90°背屈。为了便于说明，这些照片未显示摩擦垫。（a）~（b）在小腿远端以及足部做环状固定锚点贴扎——由于足部踝关节通常会被紧压并感到不适，因此可以考虑选用该方法；（c）为了防止出现内翻受伤，从小腿的内侧使用马镫形贴扎，并在后跟下向小腿的外侧拉动。对于外翻受伤，拉紧的方向相反，即从小腿外侧至小腿内侧。在水平方向上从足部的内侧向外侧做马蹄形贴扎；（d）以编织的方式做另一次马镫形贴扎；（e）~（f）继续该过程，直至做3次马镫形贴扎

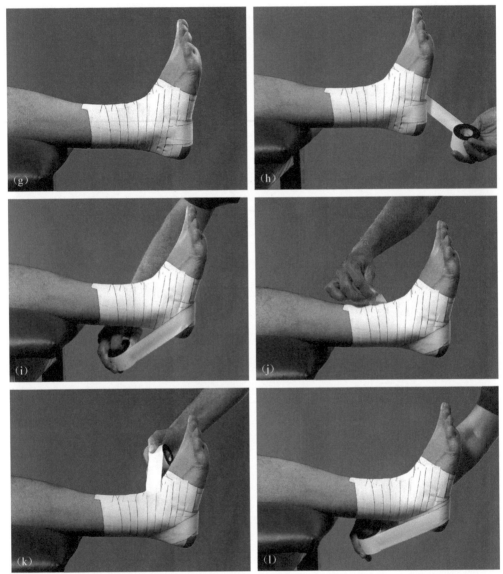

图2.2 （续）（g）用水平贴扎将小腿完全包住；（h）~（j）使用一种方式在踝关节的内侧和外侧进行锁跟贴扎（此处显示了从踝关节的内侧进行贴扎），要注意观察图示中是如何通过向上拉进行外侧锁跟贴扎的；（k）~（n）更高级的变化包括8字形，要注意观察图示中是如何通过向上拉进行外侧锁跟贴扎，以及向下拉进行内侧锁跟贴扎的

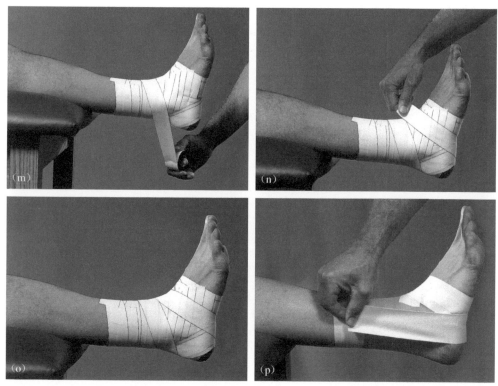

图 2.2　（续）（o）踝关节的最终固定，不紧压足部的远端；（p）进行闭锁式编篮贴扎前，可以使用 2 ~ 3 英寸（5.1 ~ 7.6 厘米）的 Moleskin 贴布进行马镫形贴扎

贴扎变化与替代方案

　　购买大卷的可以剪成长度为 72 英寸（大约 180 厘米）的布包。将布包与少量的白色贴布相结合能够提供足够的包扎（图 2.3）。虽然布包没有非弹性贴布那么好，但可以作为一种合理、便宜的替代选择。

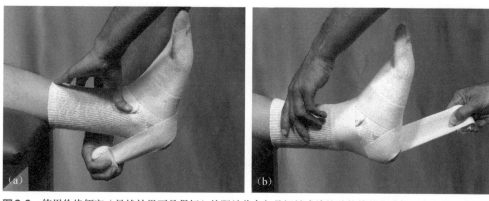

图 2.3　使用价格便宜（虽然效果不是很好）的踝关节布包是闭锁式编篮贴扎的替代选择。穿上袜子进行贴扎，踝关节处于 90° 背屈。（a）~（b）首先使用 8 字形方式，对于外侧，锁跟贴扎方向向上，对于内侧，锁跟贴扎方向向下

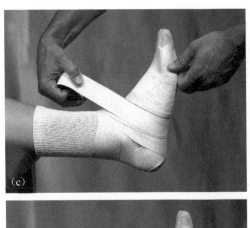
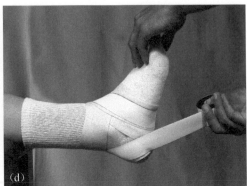
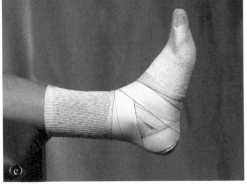

图2.3（续）（c）~（e）外面再贴扎非弹性贴布

也可以结合使用Moleskin贴布（图2.2）或非弹性和弹性贴布（图2.4）与闭锁式编篮贴扎。对于希望进行某些保护，但不要求全部以白色贴布贴扎以提供其他包扎的运动员来说，可以使用该替代方案。

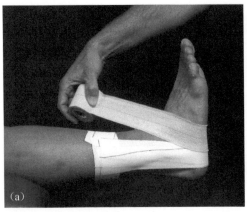
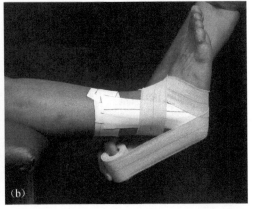

图2.4 非弹性与弹性贴布的组合。（a）~（b）对于较少的包扎，使用非弹性贴布马镫式贴扎，再使用弹性贴布进行8字形和锁跟贴扎

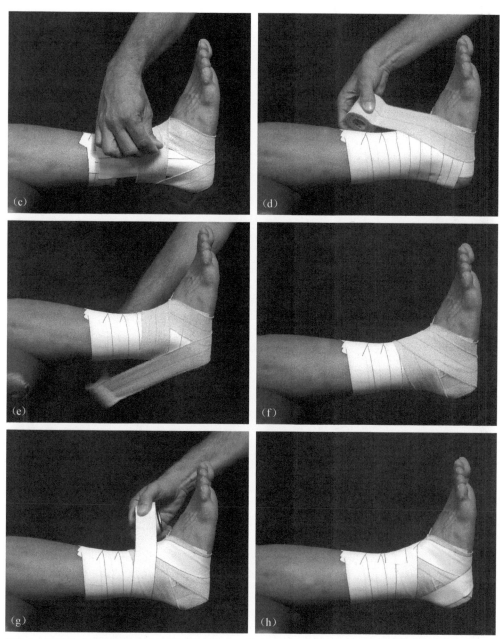

图2.4 （续）（c）弹性贴布向上绕到固定锚点处，然后可以选择使用非弹性贴布重复8字形和锁跟贴扎；（d）～（f）一种进行包扎的其他变化方式，对于所有的马镫形贴扎和马蹄形贴扎，使用非弹性贴布，然后使用弹性贴布进行8字形和锁跟贴扎；（g）～（h）可以使用弹性贴布完成贴扎，或使用非弹性贴布重复8字形和锁跟贴扎

开放式编篮贴扎

本贴扎方法可对急性受伤的踝关节进行支撑和加压。虽然开放式编篮贴扎与闭锁式编篮贴扎类似，但不会覆盖脚的背部（图2.5）。在某些情况下，可以用弹性包扎将贴布盖住，以便更好地实现加压效果。告知运动员在晚上将弹性包扎物撕掉，但不要将贴布撕下。

背部——足的上部或手的背面。

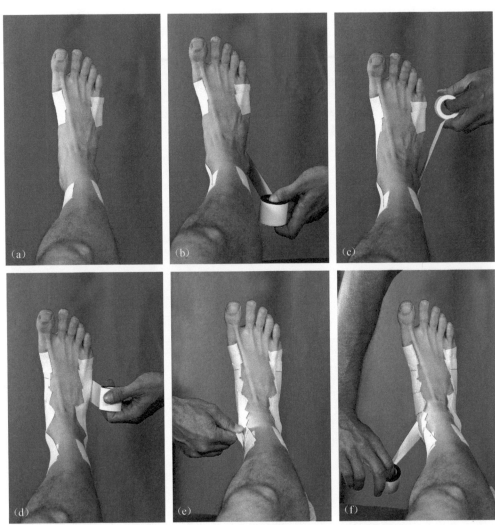

图2.5　用于压紧和包扎急性扭伤踝关节的关节开放式编篮贴扎：（a）首先从踝关节的近端和远端开始，但在小腿前面和足背部不进行任何贴扎；（b）对于内翻扭伤，从小腿的内侧向外侧拉动做马镫形贴扎；（c）按照与闭锁式编篮贴扎类似的方式使用马蹄形条带，特别注意在小腿前面和足背部不进行任何贴扎；（d）~（e）反复做马镫形和马蹄形贴扎，将足部的跖面和小腿的后面完全包住；对于（f）踝关节内侧和（g）踝关节外侧，使用单个锁跟贴扎

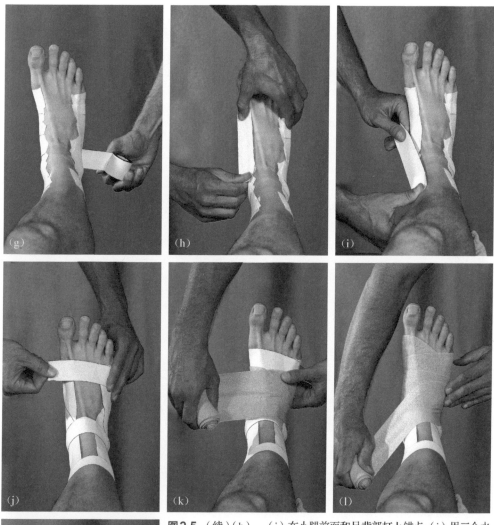

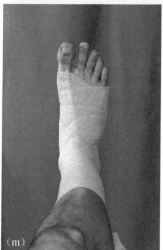

图2.5 （续）（h）～（i）在小腿前面和足背部打上锚点；（j）用三个水平条带将贴布紧固，如果踝关节明显肿胀，导致疼痛，应指示运动员将这些条带撕掉；（k）～（m）最后，利用弹性绷带将开放式编篮贴布紧固，并对严重受伤的踝关节进行再一次压紧；在敷冰块时以及运动员睡觉时，将弹性绷带拆除

使用开放式编篮贴扎来保护急性受伤的踝关节，还应为运动员提供合身的拐杖。拐杖应合身，即拐杖在脚部外侧和后面露出6英寸（15.2厘米），并且腋窝和拐杖的腋垫之间的间距为3根手指宽。使用拐杖时，运动员的肘关节应弯曲大约20°～30°，并且应该用手承受大部分重量，而非腋窝（图2.6）。

踝关节护具

踝关节护具已经成为踝关节贴布受欢迎的替代品，尤其是在没有临床医师的情况下（图2.7）。这些商用包扎产品为贴扎提供了补充，通常在穿上袜子的情况下使用，并且多用作侧向支撑，实现加固。

踝关节运动治疗

踝关节锻炼能恢复或保持踝关节正常的灵活性、强度和平衡。踝关节无法正常背屈通常会导致踝关节扭伤。正在从受伤中恢复的运动员应对踝关节肌肉进行拉伸，并特别注意腓肠肌和比目鱼肌。

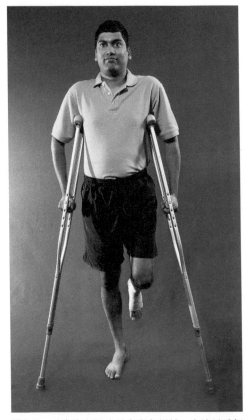

图2.6 减痛步态运动员应配备拐杖。应该用手部支撑大部分的重量，而不是腋窝

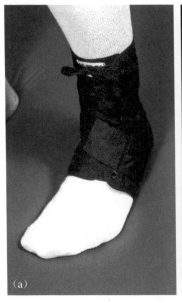

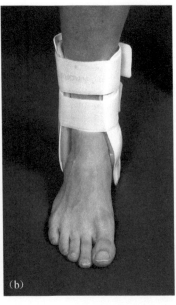

图2.7 （a）～（b）市面上出售的踝关节护具，可作为贴扎替代品。护具可以让足部能够正常的跖屈和背屈，同时限制过度的内翻和外翻

图2.8表示了腓肠肌和比目鱼肌的拉伸。由于腓肠肌端点在股骨，因此运动员先拉伸时，膝关节完全伸展。然后膝关节弯曲，继续重复训练。膝关节屈曲时腓肠肌会缩短，从而单独拉伸起点位于胫骨和腓骨的比目鱼肌。可以使用一个楔形板更有效地拉伸肌肉。运动员可以手动拉伸其余的踝关节肌肉。对于本书中所述的所有锻炼，应指导运动员进行静态拉伸——保持静止10 ~ 15秒。

使用弹力带对作用在踝关节周围的主要肌肉群进行强化练习。运动员只是在弹力带阻力相反的方向进行简单的内翻、外翻、跖屈和背屈（图2.9）。这种踝关节强化方法与拉伸练习类似。运动员进行跖屈时，膝关节可以伸直或弯曲，以分别锻炼腓肠肌和比目鱼肌。对于本书中所有的强化锻炼，建议运动员完成3组，至少重复10次，并将阻力调整至其耐受范围内。参考文献中列出了更准确的渐进式抗阻训练的方案。

静态拉伸——在静止姿态下进行肌肉拉伸。

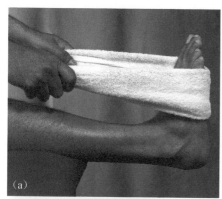

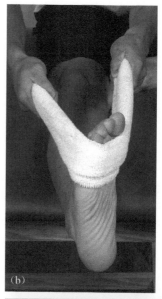

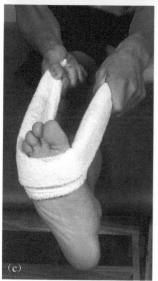

图2.8 （a）用毛巾拉伸腓肠肌。运动员应使用自己的肌肉进行踝关节的背屈，并使用毛巾进行其他拉伸。该拉伸还应结合（b）踝关节内翻和（c）外翻；重复所有3次拉伸，膝关节屈曲90°，小腿悬垂在桌子外，以单独牵拉比目鱼肌。（d）让运动员用手将踝关节移至跖屈，对踝关节前肌肉进行拉伸

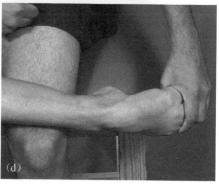

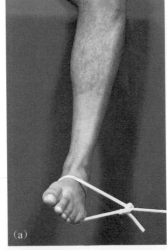
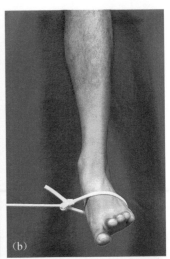

图2.9 采用弹力带进行踝关节拉伸训练。将踝关节移动至（a）内翻；（b）外翻；（c）跖屈；以及（d）背屈，移动方向与材料的阻力方向相反；（e）重复跖屈，膝关节弯曲90°，单独训练比目鱼肌

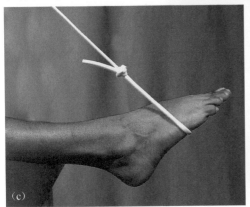
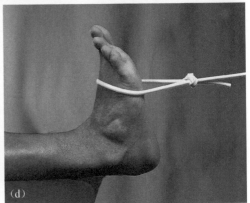

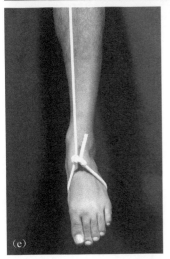

踝关节受伤通常会影响运动员的平衡和本体感受。上述问题可以使用平衡设备来协助解决，也可以让运动员单腿站立，眼睛睁开，然后闭上眼来进行平衡和本体感觉缺陷治疗（图2.10）。运动员眼睛闭上时，从4个方向随机轻推其肩膀，提高训练的难度。

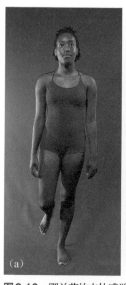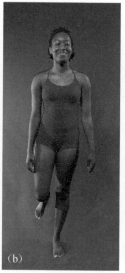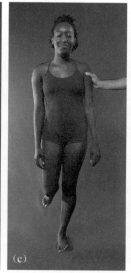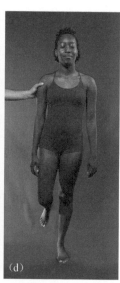

图2.10 踝关节的本体感觉练习。运动员首先单腿平衡站立（a）眼睛睁开，然后（b）眼睛闭上。（c）～（d）从一个未知的方向轻轻推动肩部，增加难度。运动员要想保持平衡，必须收缩腿部肌肉

跟腱拉伤与跟腱炎

跑步和跳高会导致腓肠肌和比目鱼肌与足跟之间的连接体——跟腱承受很大的压力。跟腱拉伤和跟腱炎是常见的运动损伤。年龄较大的运动员以及不经常进行体育锻炼的运动员甚至偶尔会出现跟腱完全断裂的情况。

腓肠肌和比目鱼肌的急性过度拉伸或用力收缩会导致跟腱拉伤。跟腱炎通常是一种过劳损伤，通常由于运动员过于频繁地用力跑跳而发生。对于跟腱拉伤和跟腱炎，临床医师都应使用贴布限制过度背屈，以缓解运动员的不适。

拉伤——任何肌肉单元部分的过度拉伸（Ⅰ度）、部分撕裂（Ⅱ度）或完全断裂（Ⅲ度）。
跟腱炎——跟腱或其腱鞘发炎。
过劳损伤——因不断的应力导致的慢性伤害。

跟腱贴扎

确定导致跟腱不适的背屈程度。运动员应略微跖屈，并在贴扎过程中保持这一姿势。贴扎应包括在小腿和足部周围进行固定锚点贴扎，以及使用一系列贴布限制背屈。重型弹性贴布是最好的材料，因为其能够保证了背屈不会突然停止。还可以通过在两只鞋子中插入1/4英寸（0.6厘米）的鞋跟增高垫对贴扎（图2.11）进行补充。运动员使用鞋跟增高垫时，确定指导其定期进行拉伸练习，以防止跟腱的自适应收缩。

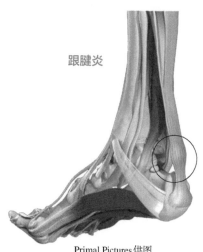

跟腱炎

Primal Pictures 供图

如果脚部和踝关节需要能参加各种运动和极高的灵活性（比如在腓肠肌拉伤后），尤其是在非平整的表面上进行运动时，可以使用弹性肌内效贴布替代（图2.12）。

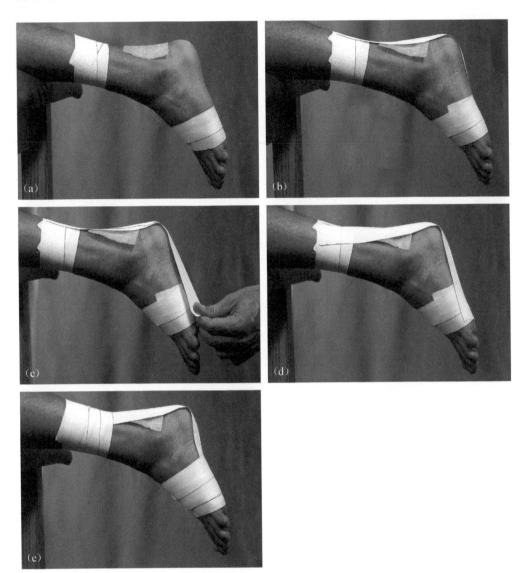

图2.11　限制背屈的贴扎，可以防止跟腱拉伤或炎症。确定所需的背屈限制程度，以及相应的踝关节位置。（a）在近端和远端打上锚点，使用一个摩擦垫对跟腱加以保护；（b）~（d）将三条贴布以X形交叉于踝关节以限制背屈；（e）进行近端和远端固定

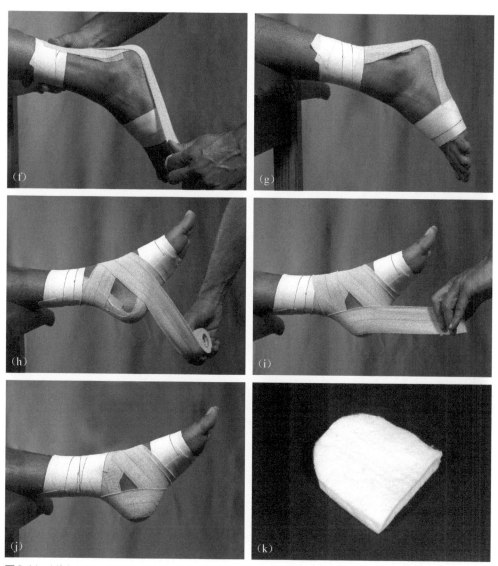

图2.11（续）（f）~（g）改变贴扎方式，使用弹性贴布限制背屈，这样使关节终末感更柔软；（h）~（j）使用弹性贴布进行8字形和锁跟贴扎的紧固；（k）使用鞋跟增高垫对贴扎进行补充。在运动员的两只鞋中都放进鞋跟增高垫，以免小腿长度不一

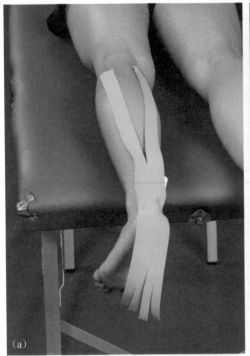

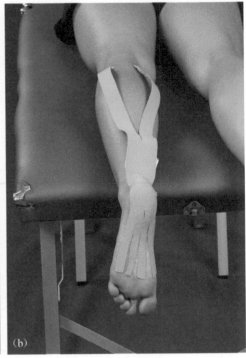

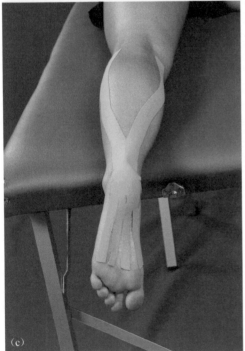

图2.12 出现腓肠肌拉伤、跟腱炎或足弓问题时肌内效贴布的使用。（a）首先足部背屈，同时患者俯卧，足部远离桌面。从小腿表面近端到足弓远端（跖骨头）测量长度，然后剪切贴布。将贴布剪切成4个扇形条，放在足弓部位上，Y形条放在小腿部位；（b）撕开贴布的建议改成背面即可，贴在脚后跟处，然后在整个足跟上将贴布张开至完全张力，一直到跖骨底。摩擦贴布，激活粘胶；（c）牢牢固定后跟，将贴布使用在腓肠肌的近端和远端，使用小张力（15%～25%）

跟腱运动治疗

当运动员注意拉伸和强化腓肠肌和比目鱼肌时，踝关节的运动治疗用于跟腱也是可以的（图2.8和图2.9）。

足弓拉伤与足底筋膜炎

弓形足的人参加体育活动易引起足弓拉伤导致足底筋膜炎。过度跑跳也会导致足弓拉伤。此外，跑步，尤其是对脚部的持续压力会导致足底筋膜炎。结构不佳以及不太合脚的运动鞋也会导致这些伤害。一些运动员通过使用市面上出售的足底筋膜炎护具来缓解这些伤害的出现（图2.13）。

足底筋膜炎——足底筋膜在与跟骨的连接处产生炎症。

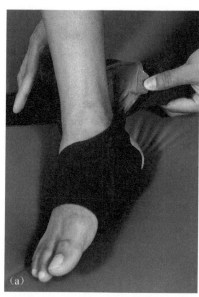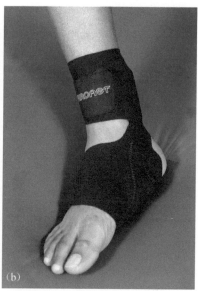

图2.13 （a）~（b）市面上出售的护具有助于缓解与足底筋膜炎有关的疼痛

足弓贴扎

采用简单的贴扎（图2.14）或更加复杂的X形足弓贴扎方法（图2.15）可对纵弓提供支撑。简单的贴扎即在足部单纯地做3~4道环绕贴扎。对于X形足弓贴扎，在距骨头周围做固点锚点贴扎，并从锚点处、后跟周围连续重叠数道贴扎，然后回到锚点。

使用纵弓垫可让贴扎更有效（图2.16）。

要实现更长时间的贴扎和牢固地包扎足弓，可采用刚性贴布贴扎（图2.17）。刚性贴布贴扎可能要持续几天，并且在运动期间不需要重复使用。足弓的刚性贴布贴扎由于不需要在足部使用底层包扎物，对穿较紧或较窄鞋子的运动员、通常使用矫正垫片的运动员或赤脚锻炼的人来说尤其有效。

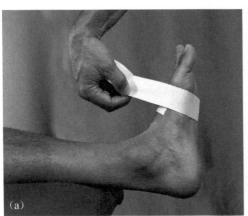

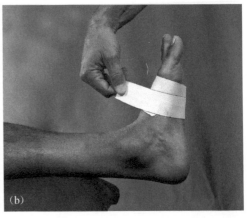

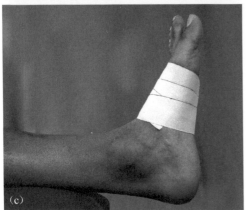

图2.14 支撑纵弓的简单贴扎。（a）~（b）首先在足背上进行贴扎，然后移动到侧向，最终将纵弓提起；（c）通常3~4道环绕贴扎就足以对纵弓提供支撑

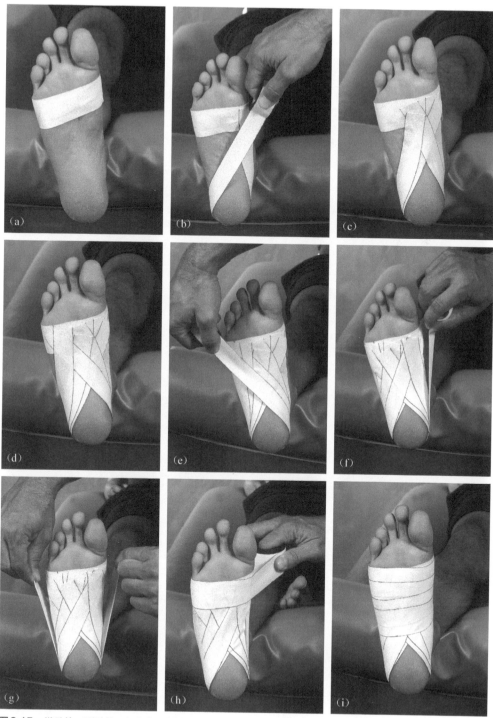

图2.15 纵弓的X形贴扎。（a）打上锚点后，（b）~（c）从跚趾底、后跟周围进行贴扎，然后回到起点；（d）将随后的贴布放在足底的内侧和外侧；（e）~（f）从足部的外侧到内侧重叠进行贴扎；（g）从踝关节的远端到踝关节的近端做一道马蹄形贴扎；（h）~（i）用贴布完成贴扎，与图2.14中所述的简单贴扎类似

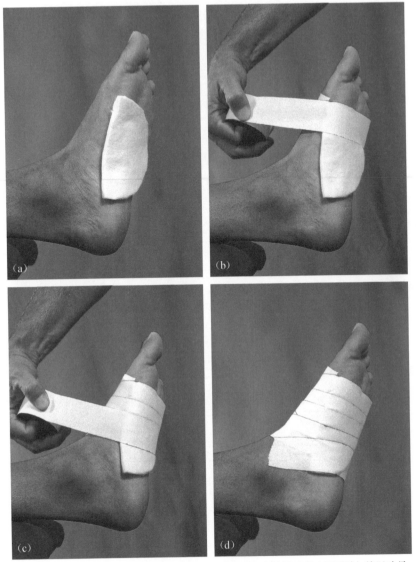

图2.16（a）使用软垫材料制成的纵弓垫，并将其用于包扎纵弓高（弓形足）的运动员。
（b）～（d）采用图2.14中所述的简单贴扎方法将纵弓垫固定在脚上

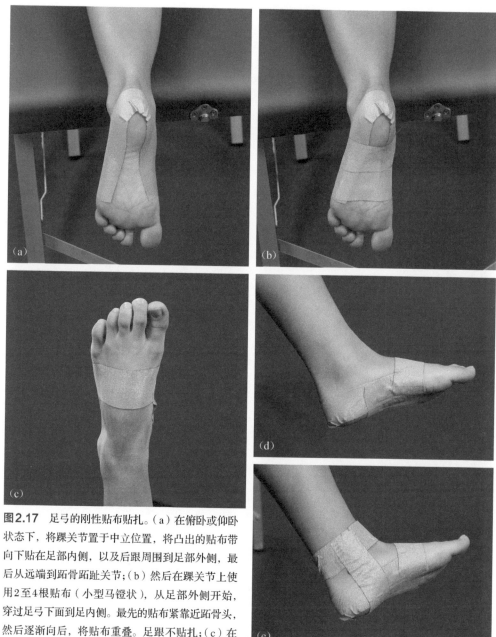

图2.17 足弓的刚性贴布贴扎。（a）在俯卧或仰卧状态下，将踝关节置于中立位置，将凸出的贴布带向下贴在足部内侧，以及后跟周围到足部外侧，最后从远端到距骨跖趾关节；（b）然后在踝关节上使用2至4根贴布（小型马镫状），从足部外侧开始，穿过足弓下面到足内侧。最先的贴布紧靠近距骨头，然后逐渐向后，将贴布重叠。足跟不贴扎；（c）在结束时，在足上面绑扎紧固带，确保脚趾能够伸展，并且贴布不会限制脚趾的运动；（d）为最终结果；（e）为包含一道踝关节马镫形包扎的足弓贴扎的变形

纵弓锻炼

灵活性锻炼应包括腓肠肌和比目鱼肌的拉伸（图2.8）。运动员也可以通过过度伸展脚趾的方式来进行拉伸（图2.18）。

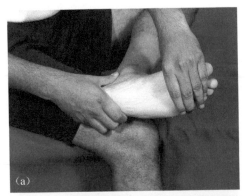

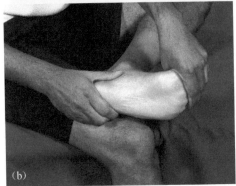

图2.18　通过（a）抓住前脚掌以及（b）伸展脚趾的方式拉伸足底筋膜

运动员进行足弓拉伸时，可以将重点放在足部的内附肌上。用脚趾头捡石子以及脚趾卷曲并在地面上拖动毛巾都可锻炼这些肌肉（图2.19）。

摩顿氏神经瘤

当趾间神经发炎，穿过两块跖骨头之间时，会出现摩顿氏神经瘤，也称跖间神经瘤。通常情况下，它会影响第三和第四跖骨之间的神经，也可能涉及其他趾间神经。其损伤机制为横弓扁平或运动鞋质量差。

> 跖间神经瘤——跖总神经炎症或刺激后的瘤样病理变化。

横弓贴扎

虽然仅使用运动贴布就可以对这种受伤情况进行足够的支撑保护，但也可将贴布与支垫结合使用，从而对横弓提供支撑。使用市面上出售的流线型支垫或衬垫材料包扎的支垫，并将其同贴布一起固定就位（图2.20）。若想要彻底解决足底神经痛问题，可能需要更加明确的、专业的医护治疗。

横弓锻炼

纵弓锻炼对这种受伤可能也有好处（图2.18和图2.19）。

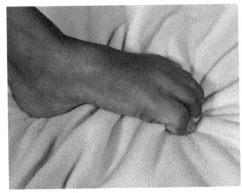

图2.19　用脚趾卷曲毛巾，锻炼肌肉，维持足弓。随着肌肉越来越强壮，可增加毛巾的重量，进一步提高肌肉的力量

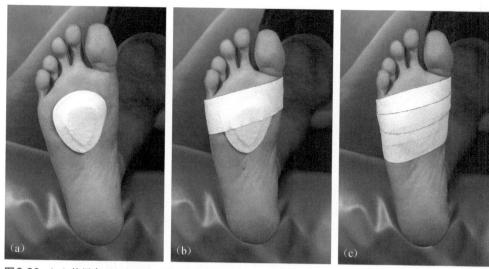

图2.20　（a）使用市面上出售的支垫或将泡沫垫切割成一个流线型支垫，并（b）~（c）采用贴布固定在脚上。贴布不要太紧，以免在承重活动期间限制正常的足部伸展

跗趾扭伤

　　跗趾扭伤也称为草皮趾，可能会导致残疾。该受伤通常是由第一跖趾关节的过度屈曲或过度伸展引起的。在人工草坪上进行比赛的运动员由于鞋与地面的摩擦力更大，发生这种受伤的概率也较高。

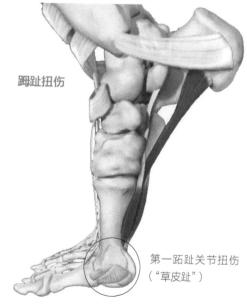

跗趾扭伤

第一跖趾关节扭伤
（"草皮趾"）

Primal Pictures 供图

踇趾贴扎

确定过度屈曲或过度伸展是否导致运动员不适（图2.21）。首先在足中段以及踇趾周围打上锚点。然后根据损伤机制，沿背面进行纵向贴扎，以防止过度屈曲，或沿跖面贴扎，以防止过度伸展（图2.22）。在某些情况下，背面和足底都可能需要贴扎。一些运动员可能首选用弹性贴布进行贴扎，也可以购买钢板垫片与贴布一起使用（图2.23）。

踇趾锻炼

专门针对踇趾进行纵弓的拉伸和强化锻炼（图2.18和图2.19），有助于运动员的恢复。

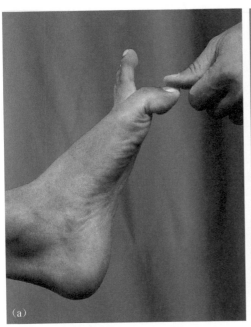
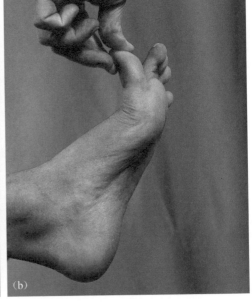

图2.21 （a）过度屈曲以及（b）过度伸展

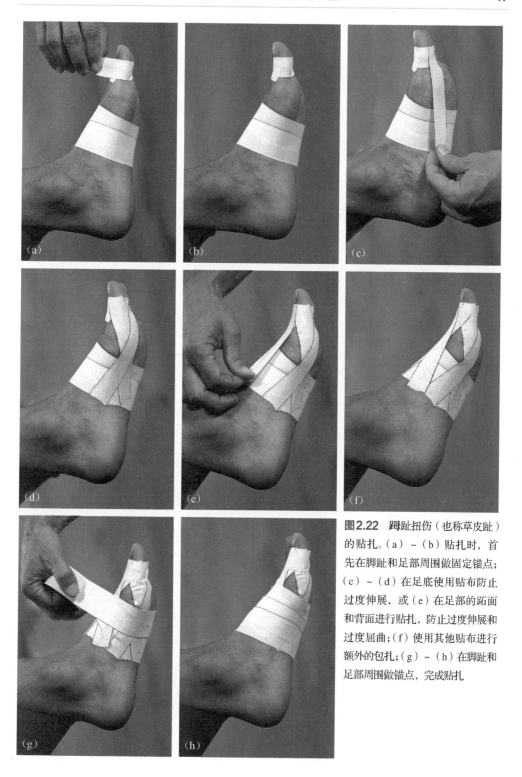

图2.22 姆趾扭伤（也称草皮趾）的贴扎。（a）~（b）贴扎时，首先在脚趾和足部周围做固定锚点；（c）~（d）在足底使用贴布防止过度伸展，或（e）在足部的跖面和背面进行贴扎，防止过度伸展和过度屈曲；（f）使用其他贴布进行额外的包扎；（g）~（h）在脚趾和足部周围做锚点，完成贴扎

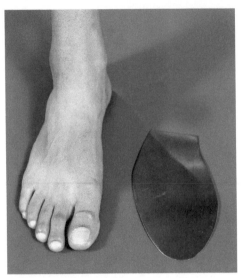

图2.23 使用钢板垫片为草皮趾提供其他包扎，限制姆趾的屈曲和伸展

足跟挫伤

较厚的脂肪垫为足部跖面上的跟骨提供了保护。尽管如此，跟骨的挫伤仍会导致疼痛，并导致参加体育活动的人丧失运动能力。急性创伤或慢性压力都可能会导致这种受伤。鞋子不当也有可能会导致足跟挫伤。

足跟挫伤贴扎

图2.24展示了包扎跟骨的贴扎。可以采用编篮贴扎，将支垫固定在跟骨上。

外胫夹

外胫夹是指各种原因引起的小腿疼痛的俗称，如足弓拉伤、跟腱炎、筋膜室综合征或胫、腓骨的应力性骨折等。要确定受伤原因和机理，请咨询有经验的临床医师。

足弓拉伤

纵弓的拉伤或塌陷会导致足跗骨伸展。由于伸肌支持带将前肌腱与小腿相连，因此扁平足会产生过大的压力，并且会导致运动员的小腿远端疼痛。

跟腱炎

跟腱炎可能会出现在穿过踝关节的任何肌腱中，但胫骨后肌腱所受的伤害最大。不平整的地面或坡面会让踝关节连续外翻，在上面跑步会导致受伤。过度内翻足也有可能导致受伤。

筋膜室综合征

小腿的胫骨、腓骨以及浅筋膜形成了筋膜室，腓深神经、静脉和动脉会穿过筋膜室。前肌肿胀时，会形成慢性前筋膜室综合征，导致小腿疼痛和麻木，并且这种感觉会一直延伸到足部。

应力性骨折

胫骨或腓骨的应力性骨折是指骨膜受到破坏，通常发生在长时间跑步的运动员身上。贴扎对应力性骨折相关症状没有任何帮助。要解决这些症状，运动员通常需要休息6周。

> 外胫夹——小腿疼痛的俗称，可能的原因有很多种。
> 骨膜——骨的外层组织。

外胫夹贴扎

在外胫夹的治疗中，通常根据具体情况采用多种贴扎方法。小腿疼痛的修复方法有几种：由于纵弓的塌陷而导致出现的疼痛，可通过简单的足弓贴扎结合小腿远端做两三道环绕贴扎来支撑伸肌支持带的方法缓解疼痛（图2.25）；用于限制外翻的闭锁式编篮贴扎，有助于缓解胫骨后肌腱炎；运动员还报告，可以通过加压贴扎的方式缓解疼痛，而不需要使用固定相关肌肉组织的方法（图2.26）。但是，没有哪一种贴扎可以缓解筋膜室综合征或应力性骨折。

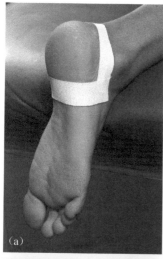
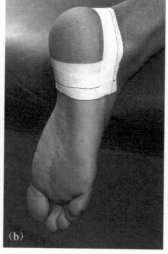
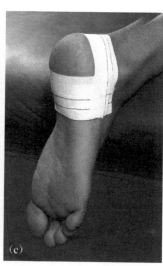

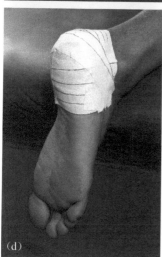

图2.24　使用贴布包扎有挫伤的足跟，限制足跟的脂肪垫移动，或将保护垫固定就位。(a)首先在脚跟后面和下面打上锚点。(b)~(c)以编织方式重叠条带，(d)直至完全覆盖脚跟

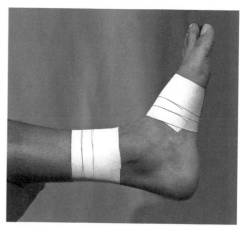

图2.25　因足弓变弱或塌陷而导致的外胫夹的贴扎。该贴扎方法将简单的足弓贴扎与踝关节支持带的加固相结合。支持带能够紧固小腿的前侧肌腱

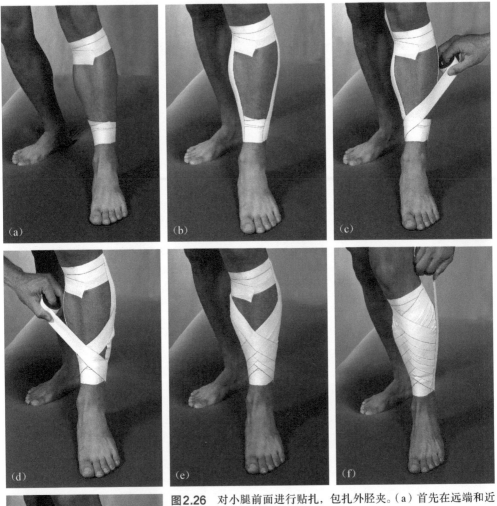

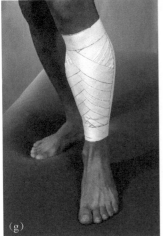

图2.26　对小腿前面进行贴扎，包扎外胫夹。（a）首先在远端和近端上上锚点；（b）接着在小腿内侧、外侧打上锚点；按照斜向使用贴布，并（c）从内侧拉向外侧以及（d）外侧拉向内侧；（e）重叠进行贴扎，直至完全覆盖小腿的前面；（f）贴扎踝关节内侧和外侧锚点；（g）完成贴扎

足部矫形

矫形可以治疗本章所述的许多受伤。图2.27展示了可以轻松模制、并送往制造厂进行制造的矫形器械；其他矫形器械要求使用石膏铸造。选择足部矫形器械时要谨慎，因为矫形器械价格昂贵。建议参考有经验的临床医师对足部和下肢生物力学的评估结果，然后决定使用哪种足部矫形器械。

矫形器械——市面上出售的一种衬垫，用于改善和改变足部的生物力学。

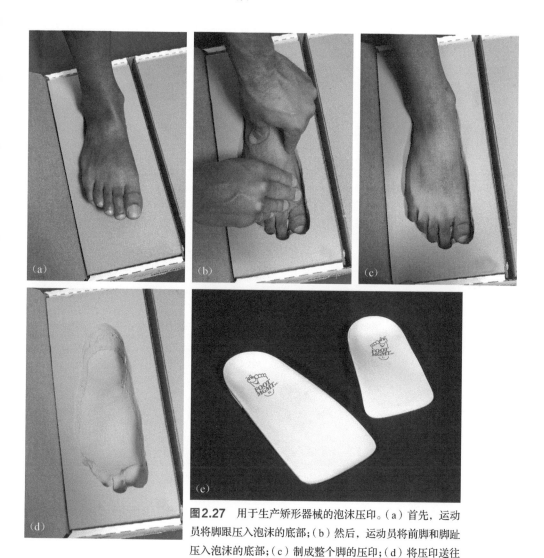

图2.27　用于生产矫形器械的泡沫压印。（a）首先，运动员将脚跟压入泡沫的底部；（b）然后，运动员将前脚和脚趾压入泡沫的底部；（c）制成整个脚的压印；（d）将压印送往制造厂进行；（e）矫形器械的制作

第3章

膝关节

股骨远端与胫骨近端的连接构成了膝关节。胫骨和腓骨近端还构成了一个关节，与膝关节运动相比，该关节与踝关节内翻和外翻的相关性更高。股骨髁间窝中的髌骨的滑动形成了髌股关节，该区域是膝关节正常工作的关键。

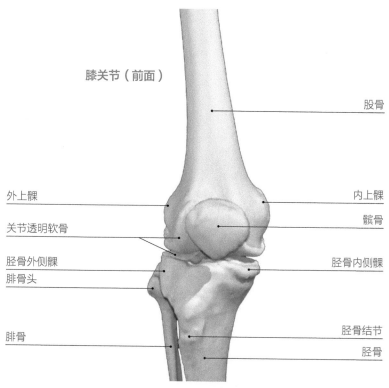

膝关节（前面）

股骨

外上髁
内上髁
髌骨
关节透明软骨
胫骨外侧髁
胫骨内侧髁
腓骨头
腓骨
胫骨结节
胫骨

Primal Pictures 供图

膝关节运动包括屈曲和伸展（图3.1）。膝关节是一个不完全的铰链式关节，在屈曲过程中，胫骨向内部旋转；在伸展过程中，胫骨向外部旋转。

一些韧带对股骨与胫骨之间相对较浅的关节进行稳定：内侧副韧带，也称胫侧副韧带，通过阻止过大的外翻位移来稳固膝关节的内侧；外侧副韧带，也称腓侧副韧带，通过阻止过大的内翻位移来稳固膝关节的外侧。

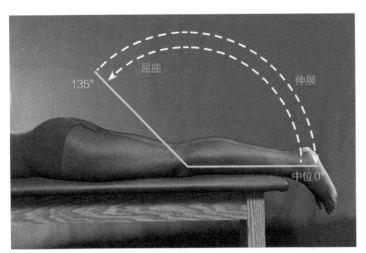

图3.1　膝关节屈曲和伸展运动范围

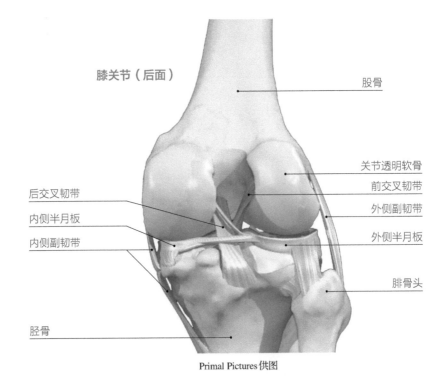

Primal Pictures 供图

前后交叉韧带在膝关节内部交叉。前交叉韧带防止胫骨从股骨向前位移；后交叉韧带阻止向后位移。由于交叉韧带阻止了旋转失稳，因此交叉韧带损伤通常会导致前外侧或前内侧旋转失稳。

膝外翻——关节的力线（Alignment）或关节的压力，使得骨远端位于外侧方向；膝关节的"外八字"姿势。

膝内翻——关节的力线或关节的压力，使得骨远端位于内侧方向；膝关节的"罗圈腿"姿势。

前交叉韧带——通过膝关节交叉，从胫骨前附着至股骨后的韧带。前交叉韧带限制了胫骨相对股骨的向前位移，以及胫骨的旋转。

胫骨外侧髁向前滑动时，就会出现前外侧失稳。胫骨内侧髁向前滑动时，就会出现前内侧失稳。上述旋转失稳均会导致运动人群受到损伤。

关节内软骨（半月板）加深了关节窝，并对胫骨和腓骨的关节表面进行保护。内侧半月板呈椭圆形，紧紧地附着在胫骨和内侧副韧带上。相比之下，外侧半月板要更圆，并且移动也更加自由；未附着在外侧副韧带上。半月板损伤是很严重的问题，因为作为无血管的软骨，它很难真正痊愈。

膝关节通过强大的股四头肌的收缩来实现伸展。股四头肌包括股直肌、股内侧肌（参见第56页）、股中间肌以及股外侧肌。股内侧肌的纤维附着在髌骨的内侧缘，通常称为股内侧斜肌。四头肌通过四头肌的肌腱附着在髌骨上；穿过髌骨上方和周围，并作为髌腱附着在胫骨上。在运动员进行接触性运动时，这些肌肉可能会遭受挫伤。

半月板——膝关节的关节内软骨。

无血管——无血液供应。

股四头肌——大腿前部的肌肉群，包括股直肌、股内侧肌、股中间肌和股外侧肌。

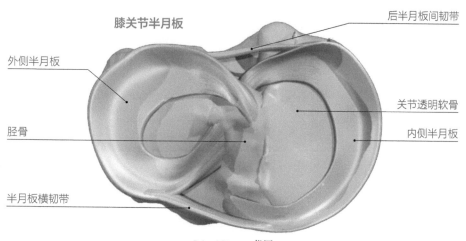

膝关节半月板

外侧半月板

胫骨

半月板横韧带

后半月板间韧带

关节透明软骨

内侧半月板

Primal Pictures 供图

腘绳肌群能够使膝关节屈曲。这些肌肉包括内侧半腱肌、半膜肌，以及股二头肌外侧头——在短跑活动期间都可能拉伤。

膝关节周围有一些滑囊，作用是减少其上覆盖肌腱所产生的摩擦。这些滑囊包括髌上滑囊、髌前滑囊和深层与表层髌下滑囊。髌上滑囊直接连通膝关节囊。如果该滑囊中积液过多，表明膝关节严重肿胀。髌前滑囊挫伤的可能性较高，因为其位于膝关节前面。

腘绳肌——大腿后侧的肌肉群，包括半腱肌、半膜肌和股二头肌。

滑囊——减少两个结构之间摩擦的一个液体囊袋。

大腿前侧肌肉

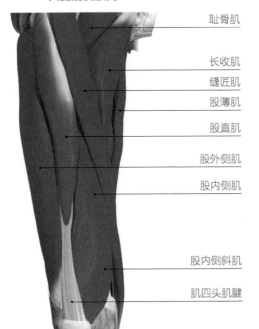

耻骨肌

长收肌

缝匠肌

股薄肌

股直肌

股外侧肌

股内侧肌

股内侧斜肌

肌四头肌腱

Primal Pictures 供图

大腿后侧肌肉

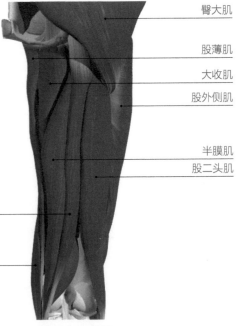

臀大肌

股薄肌

大收肌

股外侧肌

半膜肌

股二头肌

半腱肌

缝匠肌

Primal Pictures 供图

关键触诊标志

内侧	外侧	前侧	后侧
▶ 内侧副韧带	▶ 外侧副韧带	▶ 股四头肌腱	▶ 腘窝
▶ 内侧关节线	▶ 外侧关节线	▶ 髌骨	▶ 股二头肌腱
▶ 内侧半月板	▶ 外侧半月板	▶ 髌腱	▶ 半腱肌腱
			▶ 半膜肌腱

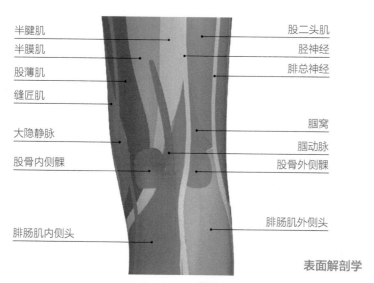

半腱肌　　股二头肌
半膜肌　　胫神经
股薄肌　　腓总神经
缝匠肌
大隐静脉　　腘窝
股骨内侧髁　　腘动脉
　　　　股骨外侧髁
腓肠肌内侧头　　腓肠肌外侧头

表面解剖学

Primal Pictures 供图

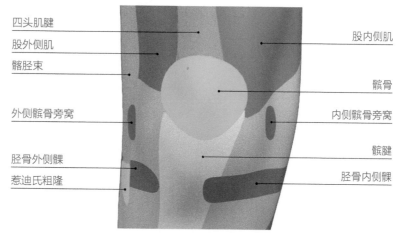

四头肌腱　　股内侧肌
股外侧肌
髂胫束　　髌骨
外侧髌骨旁窝　　内侧髌骨旁窝
胫骨外侧髁　　髌腱
惹迪氏粗隆　　胫骨内侧髁

Primal Pictures 供图

侧副韧带与交叉韧带损伤

膝关节的相对失稳极易导致侧副韧带与交叉韧带拉伤。过大的外翻或内翻力分别会导致内侧和外侧副韧带拉伤。外侧副韧带较少受伤是因为对侧肢体保护了膝关节，防止其受内翻力的影响。作用在膝关节外侧的外力会导致外翻应力，通常会影响前交叉韧带和内侧半月板以及内侧韧带——临床医师将这种典型的受伤称为恐怖三联征。

> 对侧——指另外一侧的肢体。

非接触损伤机制通常会导致交叉韧带，尤其是前交叉韧带的单一损伤。运动员变换方向，或从体育器械上下来时，突然减速可能会导致前交叉韧带的断裂。先前施加在胫骨背侧的外力也会导致前交叉韧带受伤，如同在膝关节前面施加的力会导致后交叉韧带受伤一样。

前交叉韧带断裂

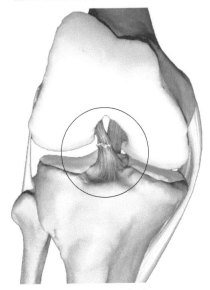

Primal Pictures供图

内侧副韧带断裂

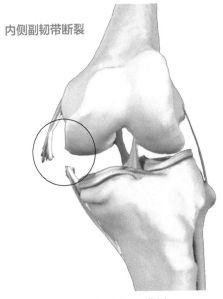

Primal Pictures供图

膝关节扭伤的贴扎

图3.2展示了如何对侧副韧带进行贴扎。在后跟下面放一个脚垫，使膝关节微曲。尽量不使用贴布，因为脚跟的压力会导致贴布损坏！同踝关节一样，最好直接在剃毛后的皮肤上贴扎，并尽可能少地使用底层包扎物。建议使用弹性贴布。首先在近端和远端进行固定锚点贴扎，然后按照X形方式将连续互锁的贴布使用在内侧和外侧副韧带上。对于交叉韧带受伤的运动员，可使用一系列的外侧和内侧螺旋形贴扎，以便增强前侧、后侧和旋转固定。

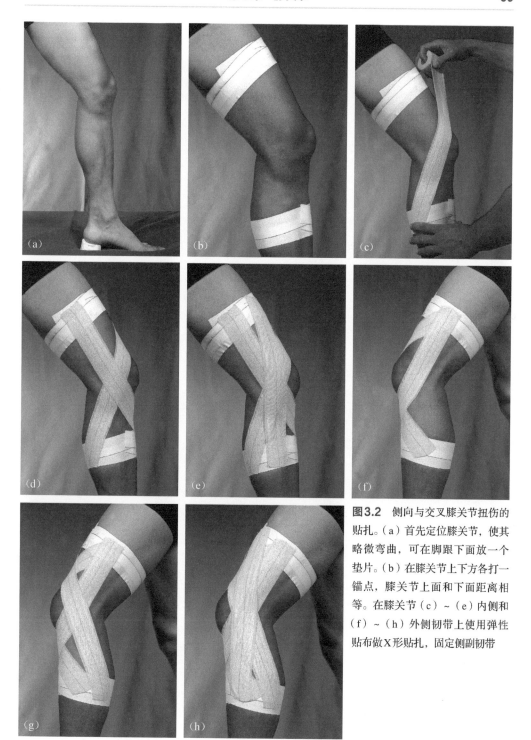

图3.2 侧向与交叉膝关节扭伤的贴扎。(a)首先定位膝关节,使其略微弯曲,可在脚跟下面放一个垫片。(b)在膝关节上下方各打一锚点,膝关节上面和下面距离相等。在膝关节(c)~(e)内侧和(f)~(h)外侧韧带上使用弹性贴布做X形贴扎,固定侧副韧带

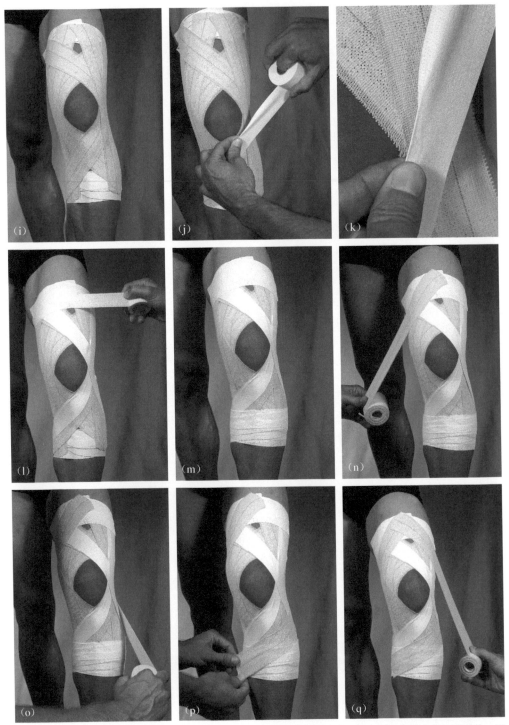

图3.2 （续）（i）髌骨上不做任何贴扎；（j）~（k）在希望加强保护的一侧，用白色贴布做X形贴扎，以对前面使用的弹性贴布进行加固；（l）~（m）在近端和远端对侧副韧带进行固定锚点贴扎；（n）~（q）对于通常由前交叉韧带引起的旋转失稳，还应使用弹性贴布进行加固；首先从近端大腿开始，从膝关节后面穿过，最后在小腿部分结束

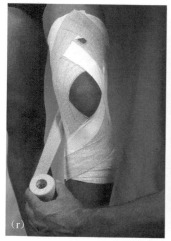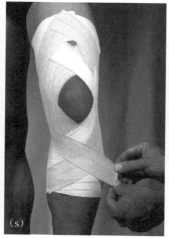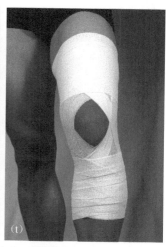

图 3.2 （r）~（s）另一侧重复加固贴扎；（t）将大腿和小腿用弹性贴布包住，完成贴扎

膝关节锻炼

无伤病且有效的运动要求四头肌和腘绳肌有足够的强度和灵活性。图 3.3 展示了这些肌肉群的静态拉伸锻炼。

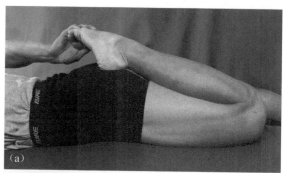

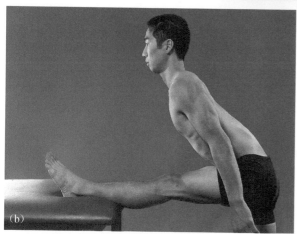

图 3.3 （a）运动员俯卧，屈曲膝关节，进行股四头肌拉伸；（b）屈曲髋关节，拉伸腘绳肌，同时保持膝关节伸展。注意观察运动员是如何保持背部直立，以确保最大限度地拉伸腘绳肌

用弹力带进行开链训练，增强运动员的股四头肌（图3.4）。

图3.5展示了用于膝关节渐进式抗阻训练的增强设备。

通过闭链姿势进行承重锻炼，能够提高运动员的力量和功能性能力。上台阶练习（图3.6）和深蹲练习（图3.7）是简单但有效的闭链训练方式。

> 开链训练——肢体的远端不固定的练习。
>
> 闭链训练——肢体的远端固定在地面上的练习。

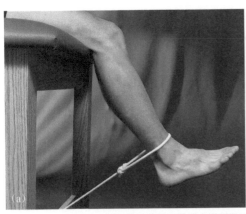
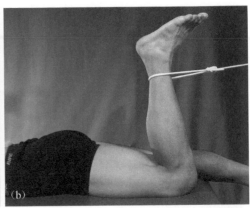

图3.4　（a）坐姿，通过为膝关节抗阻伸展来增强股四头肌；（b）俯卧位，通过为膝关节抗阻屈曲来增强腘绳肌

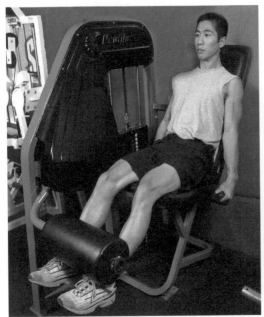

图3.5　使用市面上出售的抗阻式锻炼设备增强股四头肌和腘绳肌

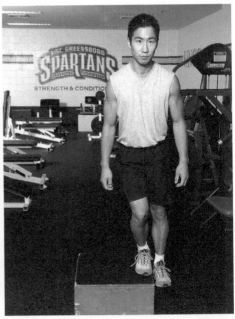

图3.6　上台阶练习是闭链练习的一个很好的例子，将股四头肌作为伸膝肌，将腘绳肌作为伸髋肌

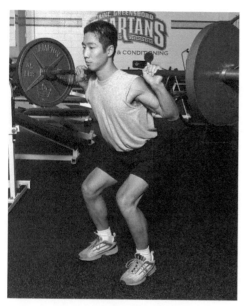

图3.7　伸膝肌和伸髋肌的闭链下蹲练习

膝关节护具

膝关节护具有3类，即预防性护具、康复性护具和功能性护具。

预防性护具

预防性护具在运动员活动期间，通过保护内侧副韧带来防止其受到过大外翻压力的影响，从而防止膝关节受伤。大量的结论都认为这种护具可以减少内侧韧带的受伤，但其目前的使用频率远远没有过去高。虽然运动员、教练和运动防护师都提出许多报告，认为这种护具拯救了韧带，但科学研究对于预防性膝关节护具的有价值结论还比较少。笔者建议谨慎使用预防性护具，因为其临床价值还有待探讨，并且价格太过昂贵。

康复性护具

康复性护具用于在受伤或手术后立即保护膝关节（图3.8）。临床医师可以通过调整护具内侧和外侧的刻度盘来控制膝关节的运动。

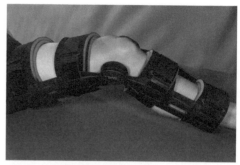

图3.8　可以使用带有屈曲和伸展止点的康复护具来控制膝关节的运动程度

功能性护具

功能性膝关节护具可用于因前交叉韧带受伤而出现旋转失稳的运动员（图3.9和图3.10）。一些医师建议或要求在前交叉韧带受伤的膝关节重建术后使用功能性护具。一些运动员发现功能性护具对于某些前交叉韧带损伤很有效；其他的一些前交叉损伤则需要通过手术重建来恢复训练和比赛能力。功能性膝关节护具的一个缺点是售价高，至少要几百美元。

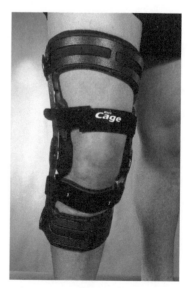

图3.9　用于控制膝关节旋转失稳的一种功能性护具

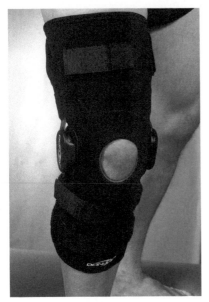

图3.10　带屈曲和伸展止点的功能性膝关节护具也可以控制膝关节的运动量

膝关节过度伸展

　　当前侧施加或自我强加的力导致关节伸展超过其正常的解剖学极限时，就会出现膝关节过度伸展。交叉韧带以及位于膝关节后侧的肌肉和关节囊可能会受伤。

过度伸展贴扎

　　确定引起膝关节不适所需的伸展程度。在脚跟下面放一个脚垫，将运动员的膝关节轻轻屈曲。务必让运动员在整个贴扎过程中保持该姿势。首先在运动员大腿和小腿上做固定锚点贴侧，然后在膝关节的后侧从近端到远端做X形贴扎。可以使用弹性贴布或绷带将膝关节包住，完成贴扎（图3.11）。

　　对于不需要每几天一次重新使用且更为刚性的过度伸展限制，可使用刚性贴布贴扎来代替（图3.12）。使用时患者可以站立或俯卧，保持膝关节屈曲所需的程度。

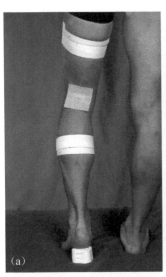
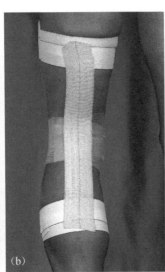
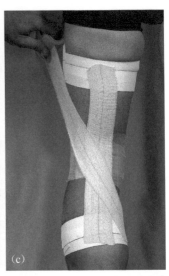

(a)　　　　　　　(b)　　　　　　　(c)

图3.11　首先在脚跟下面放一个脚垫，将膝关节屈曲，进行膝关节过度伸展贴扎。（a）使用支垫保护膝关节的背部，并在膝关节上下方各打一锚点并在膝盖窝放一个纱布；（b）使用弹性贴布进行垂直贴扎；（c）然后用两根贴布重叠，在膝关节的背面做一个X形贴扎

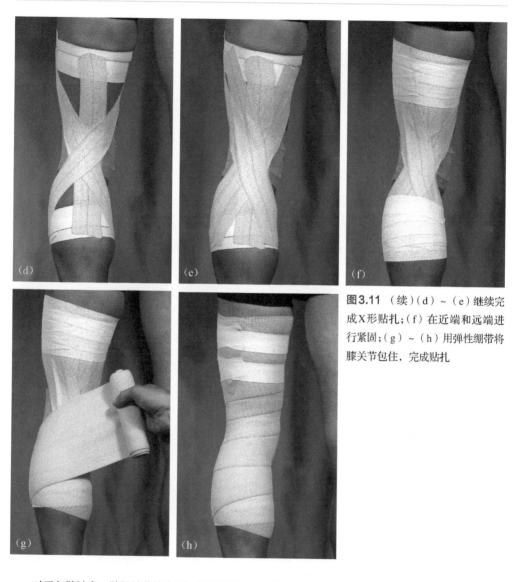

图3.11　（续）（d）~（e）继续完成X形贴扎；（f）在近端和远端进行紧固；（g）~（h）用弹性绷带将膝关节包住，完成贴扎

对于与髌腱炎、髌股关节综合征、股四头肌肌腱炎、股四头肌拉伤以及膝关节炎有关的膝关节疼痛或肿胀，使用贴布无法限制膝关节的运动时，也可以使用肌内效贴布（图3.13）。

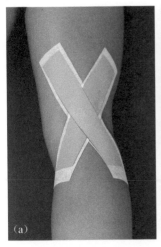 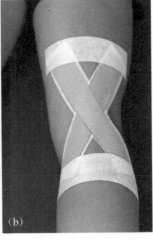

图3.12　对膝关节过度伸展区域进行刚性贴布贴扎。（a）患者俯卧，膝关节微曲或完全伸展，将带底层包扎物的X形贴布和刚性贴布放在腘窝的中心。贴扎中避免出现褶皱，因为这样会让患者在膝关节弯曲时感到不舒服。（b）可以将锚点放在腘绳肌和小腿上

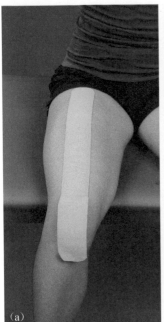 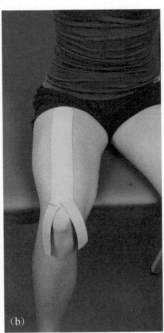 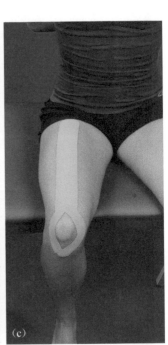

图3.13　使用肌内效贴布解决膝关节或股四头肌问题。（a）使用一根长度可从髂前下棘（AIIS）或大腿中间拉到髌腱远端的贴布。将边缘剪切成圆形。让患者坐下，膝关节屈曲90°，从大腿近端开始，轻轻用力拉向远端；将贴布固定在髌骨上缘；（b）在远端剪切一个Y形；（c）将膝关节最大限度地屈曲，在髌骨的周围轻轻施加张力，并固定在髌腱上

过度伸展锻炼

锻炼可以恢复腘绳肌正常的灵活性和力量。针对膝关节拉伤进行的拉伸和强化练习（参见图3.3和图3.4）可以实现这一目标。

髌股关节疼痛

参加体育锻炼的人通常会因髌股关节而引起伸肌疼痛。由于引起这一疼痛的原因有很多，因此应由有经验的临床医师来仔细分析运动员的情况。损伤机制包括髌骨位置偏移、股四头肌角（Q角）增大、足部的过度旋前或股内侧肌力量不足。

> 股四头肌角——股四头肌的倾斜角度。

髌股贴扎

采用髌股包扎来保持髌骨的正常位置，或将其重新对位。带有侧向包扎的护膝有助于内侧移位（图3.14），McConnell贴扎方法可以将髌骨

重新对准（图3.15）。贴扎要求对髌骨的位置以及患者对治疗的响应进行评估。仔细分析患者在进行功能性活动期间，贴扎是否缓解了其疼痛。McConnell贴扎法要求使用比非弹性贴布更加坚固的专用贴布，但这只是整个髌股治疗和康复计划的一方面。

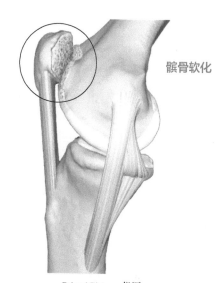

髌骨软化

Primal Pictures 供图

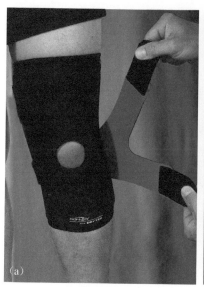

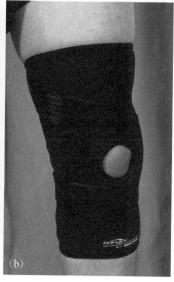

图3.14 （a）~（b）使用带侧向包扎的护膝，便于保持髌骨在股骨髁间窝内正常的位置

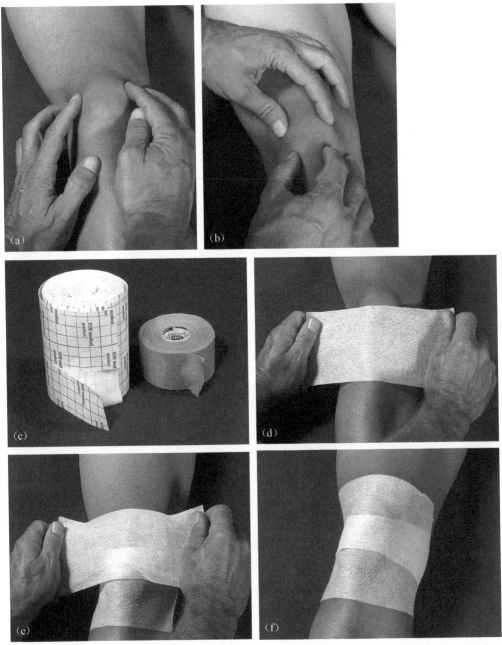

图3.15 对髌股疼痛的运动员进行McConnell贴扎。（a）～（b）对髌骨进行倾斜与旋转姿势评估；（c）使用Cover–Roll和Leukotape贴布进行贴扎；（d）～（f）在对膝关节进行剃毛后，用stretch将髌骨盖住

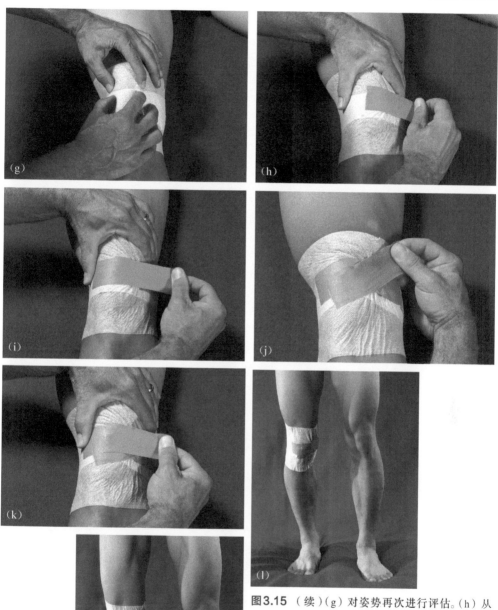

图3.15 （续）（g）对姿势再次进行评估。（h）从髌骨中间到内侧股骨髁绑扎一根Leukotape贴布，对髌骨的倾斜度进行纠正。（i）在髌骨的外侧缘贴扎贴布，对髌骨的滑动进行纠正，并从内侧拉向内侧股骨髁。（j）在髌骨的内侧缘（边缘）贴扎Leukotape贴布，对外部旋转进行修正，并朝对侧肩拉动。（k）如果膝关节的倾斜不正确，请另用一根Leukotape贴布。（l）~（m）在运动员进行会导致其不适的功能性活动时，对运动员再次进行疼痛评估

伸肌肌群锻炼

　　针对膝关节扭伤进行拉伸运动，能够恢复股四头肌和腘绳肌的正常灵活性，对髌股疼痛的运动员也有帮助。运动员应加强股四头肌的锻炼，但关节的全范围运动会阻碍膝关节的伸展，增大髌骨的压紧，同时加重受伤情况。对于膝关节扭伤，可改变股四头肌的强化练习，将膝关节的伸展限制在最终30°的位置，或找到一个运动员可以进行无痛锻炼的运动范围。虽然直腿抬高不如抗阻式膝关节伸展那样有效，但也可以锻炼股四头肌，同时不会增加髌股的压力（图3.16）。在必要时，可使用肌肉电刺激或生物反馈来增强股内侧肌——这一方法将在治疗锻炼课程中学习。

肌肉电刺激——使用电流刺激肌肉收缩。
生物反馈——通过视觉观察或播放提示音来提供反馈。

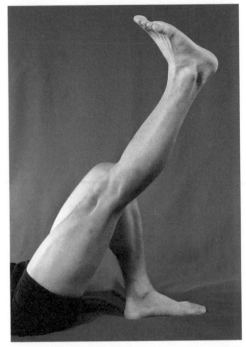

图3.16　使用直腿抬高来增强股四头肌，不会增加髌骨的压力

第**4**章

大腿、髋部与骨盆

股骨头和髋臼如同位于髋部的球和球窝构成了极稳定的关节。

骨盆带包括两块髋骨，每一块都由一块髂骨、耻骨和坐骨组成。骨盆保护腹部，并连接着作用在髋部和躯干上的许多肌肉。

髋骨——构成骨盆带的扁平骨；每一块都由一块髂骨、耻骨和坐骨组成。

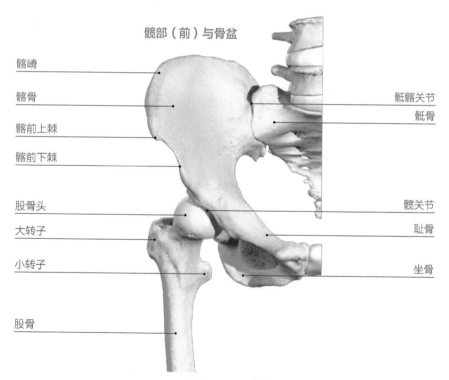

髋部（前）与骨盆

髂嵴
髂骨
髂前上棘
髂前下棘
股骨头
大转子
小转子
股骨

骶髂关节
骶骨
髋关节
耻骨
坐骨

Primal Pictures 供图

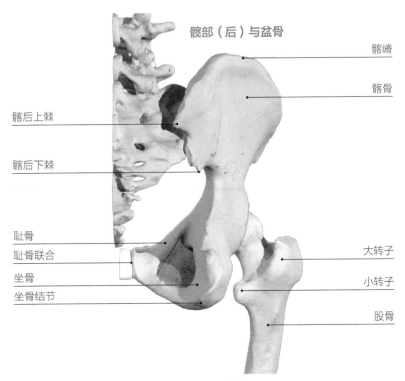

髋部（后）与盆骨

髂嵴

髂骨

髂后上棘

髂后下棘

耻骨

耻骨联合

坐骨

坐骨结节

大转子

小转子

股骨

Primal Pictures 供图

　　髋部运动包括屈曲和伸展、外展和内收、旋内与旋外（图4.1）以及环转。

环转——外展、内收、屈曲和伸展的组合。

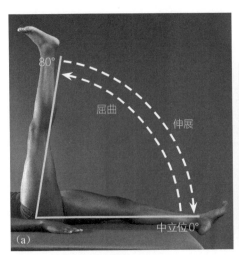

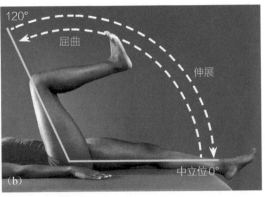

图4.1　髋部屈曲和伸展运动范围：（a）膝关节伸展，以及（b）屈曲

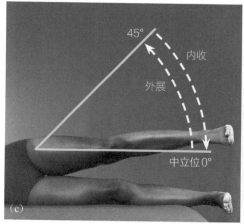

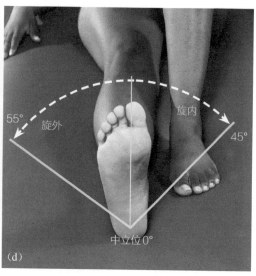

图4.1（续）（c）髋骨外展和内收运动范围；（d）髋部旋内和旋外运动范围

髋关节由一个较厚的囊和3个主要的韧带来加固：前韧带被称为Y字形韧带，是髂股韧带，其阻止髋部过度伸展；内侧韧带，也称耻股韧带，可限制髋部的过度外展；位于后侧的坐股韧带在髋部屈曲时拉紧。

髋关节很深，再加上大量的囊状结构和韧带结构，使得该关节相当稳定。

一些肌肉群对这种多方向关节的运动进行控制。髂腰肌和股四头肌的股直肌能够使髋关节屈曲。伸展来源于臀大肌以及腘绳肌的收缩。

髋关节韧带

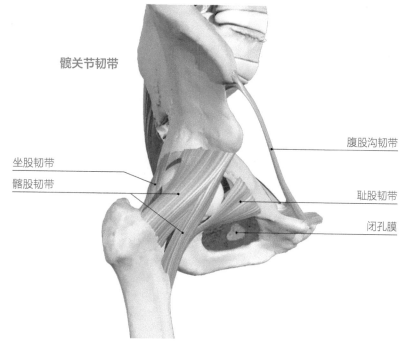

Primal Pictures 供图

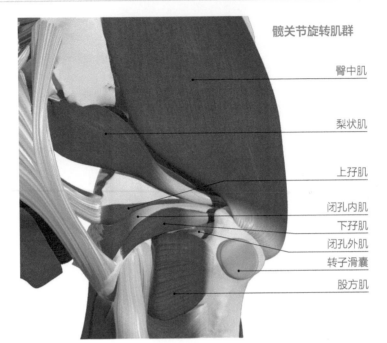

髋关节旋转肌群

臀中肌

梨状肌

上孖肌

闭孔内肌

下孖肌

闭孔外肌

转子滑囊

股方肌

Primal Pictures 供图

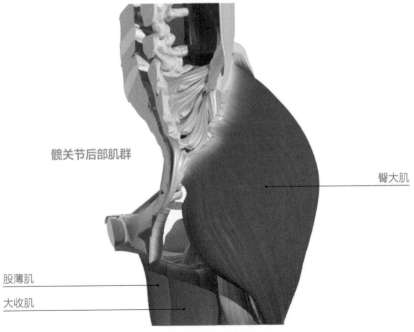

髋关节后部肌群

臀大肌

股薄肌

大收肌

Primal Pictures 供图

臀中肌和阔筋膜张肌使大腿在髋关节处外展，大收肌、长收肌和短收肌使其内收。旋外肌肉群包括梨状肌、上孖肌和下孖肌、闭孔内肌和闭孔外肌、股方肌。阔筋膜张肌使其旋内。

髋关节拉伤

髋关节拉伤或腹股沟拉伤，涉及屈髋肌或内收肌群。运动员通常会过度拉伸或用力收缩肌肉。如果缺乏灵活性以及锻炼前热身不当，就会导致拉伤。

关键触诊标识

前面
▶ 股直肌
▶ 股内侧肌
▶ 股外侧肌
▶ 髂前上棘

内侧
▶ 长收肌
▶ 股薄肌
▶ 大收肌

外侧
▶ 髂嵴

后面
▶ 髂后上棘
▶ 坐骨结节
▶ 臀大肌
▶ 股二头肌
▶ 半腱肌
▶ 半膜肌

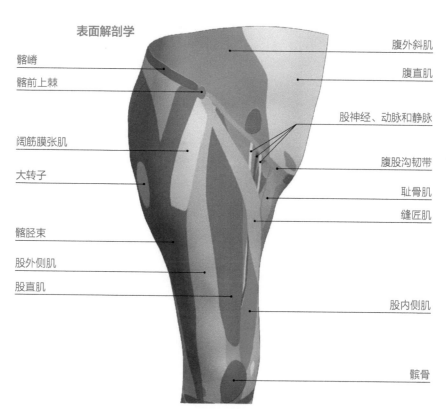

表面解剖学

髂嵴
髂前上棘
阔筋膜张肌
大转子
髂胫束
股外侧肌
股直肌

腹外斜肌
腹直肌
股神经、动脉和静脉
腹股沟韧带
耻骨肌
缝匠肌
股内侧肌
髌骨

Primal Pictures 供图

髋关节拉伤贴扎

使用弹性绷带固定髋关节肌肉，以弹性贴布作为辅助。使用人字形的绷带包扎方式将大腿和髋关节周围包住。在治疗前，应确定运动员髋关节伸肌或收肌是否受伤。通过采用抗阻并按该顺序检查髋关节屈曲和内收的方式，检查这些肌肉群是否疼痛或存在力量缺陷（图4.2）。受影响的肌肉群可确定进行髋人字贴扎的方向。

对内收肌进行包扎时，让运动员将髋关节旋内。从远端方向到近端方向进行包扎。从大腿中部开始，并进行至将大腿包裹住，以及在腰部周围进行缠绕（图4.3）。如果可能，使用双倍长的弹性绷带，并在绷带上使用弹性贴布，对绷带进行加固。

人字形——将大腿和髋关节或手臂和肩部包围的8字形包扎。

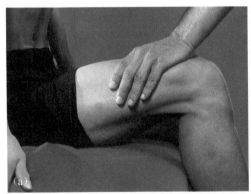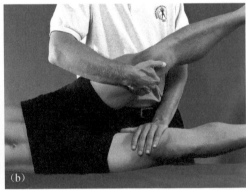

图4.2　（a）坐姿，使运动员抗阻屈曲髋关节，对髋关节屈肌进行强度测试；（b）让运动员侧躺，测试其内收肌能力。对运动员右肢外展施加阻力，对内收肌进行试验，然后运动员右侧下肢抗阻外展

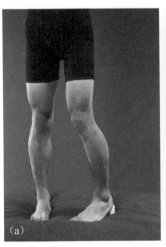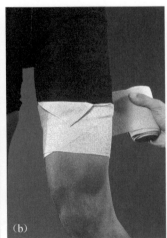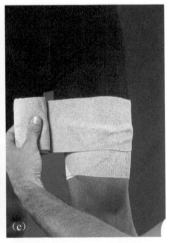

图4.3　使用髋关节人字形弹性绷带对内收肌的拉伤进行包扎。（a）让运动员的髋关节处于内旋的姿势；（b）~（c）将大腿内旋，进行贴扎。注意观察弹性绷带是如何自行折叠以便固定位置的

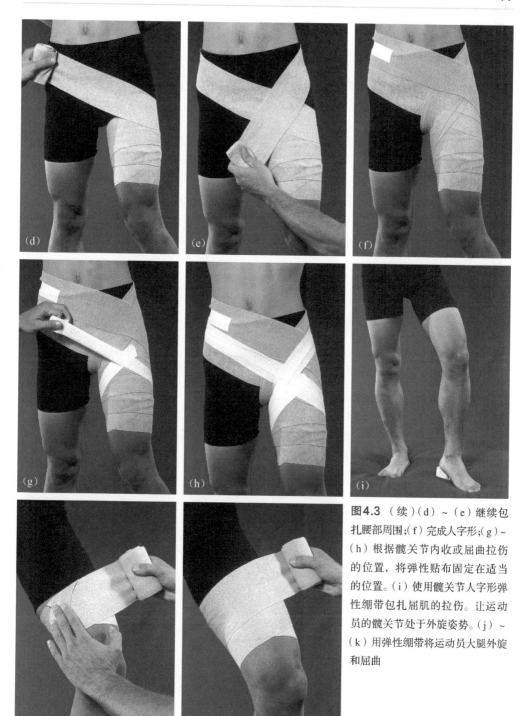

图4.3 （续）（d）~（e）继续包扎腰部周围；（f）完成人字形；（g）~（h）根据髋关节内收或屈曲拉伤的位置，将弹性贴布固定在适当的位置。（i）使用髋关节人字形弹性绷带包扎屈肌的拉伤。让运动员的髋关节处于外旋姿势。（j）~（k）用弹性绷带将运动员大腿外旋和屈曲

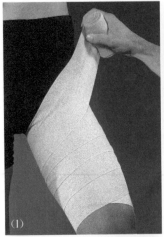

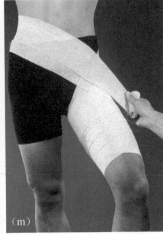

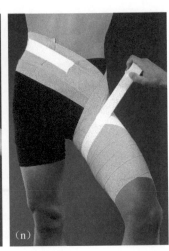

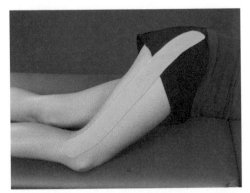

图4.3（续）（l）继续向上拉；（m）继续包扎腰部周围，完成人字形；（n）~（o）使用弹性贴布将弹性绷带沿相同路径固定

按照类似的程序来包扎伸髋肌，唯一的不同之处在于髋关节处于外旋姿势，并反转弹性绷带拉动的方向。在绑弹性绷带前，在肢体脚跟下方加一个垫子，以便缩短伸髋肌。

无法限制髋关节的运动以及出现与髂胫束摩擦综合征、大粗隆滑囊炎和髋关节炎有关的疼痛时，可以使用肌内效贴布（图4.4）。

图4.4 使用肌内效贴布解决髋关节问题。让患者侧躺，准备一条长度为从髂嵴上部到膝关节侧面的距离的贴布。将髋关节屈曲，大腿内收，以便髂胫束处于拉伸姿势，适当拉紧贴布，从髂嵴到大腿远端使用贴布

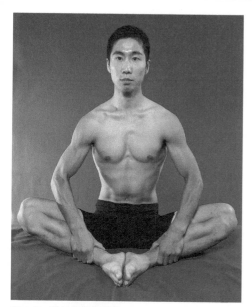

图4.5 髋关节拉伸锻炼

髋关节锻炼

运动员必须保持髋关节肌肉正常的强度和灵活性，以便预防或治疗拉伤。图4.5展示了髋关节的静态拉伸练习。也可以使用弹力带进行阻力练习，以便增强关节（图4.6）。由于股四头肌的股直肌以及所有三块腘绳肌作用在髋关节上，因此针对这些肌肉群的锻炼也适合髋关节（参见第3章）。

大腿拉伤

偶尔股四头肌也会拉伤，但更多的拉伤发生在腘绳肌。拉伤可能是由于过度伸展、用力收缩或肌肉疲劳引起的。对于腘绳肌，确定受伤是否涉及内侧（半腱肌和半膜肌）或外侧肌肉（股二头肌）。在膝关节抗阻屈曲时，通过小腿的内旋和外旋来区分内侧和外侧腘绳肌（图4.7）。

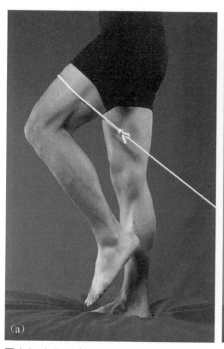
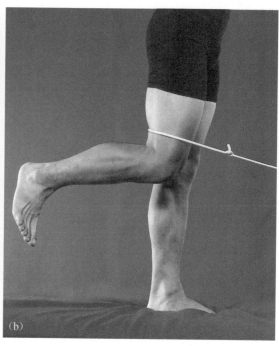
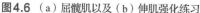

图4.6 （a）屈髋肌以及（b）伸肌强化练习

大腿拉伤贴扎

使用弹性绷带（图4.8）包扎股四头肌和腘绳肌，必要时，可选择弹性贴布作为包扎物的辅助（图4.9）。使用宽度为4英寸或6英寸（10.2厘米或15.2厘米）的弹性绷带将大腿包住。将肌肉远端和近端覆盖住，一直到拉伤点，以便进行

最佳的包扎。对于高位拉伤，可能需要使用髋部人字形方式贴扎肌肉近端附着。还可以单独使用贴扎，或贴扎与包扎结合的方式保护拉伤的大腿拉伤。

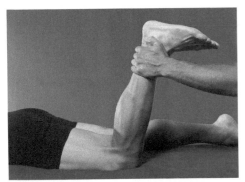

图4.7 腘绳肌拉伤测试。要将内侧腘绳肌分离，可在膝关节屈曲时施加阻力，同时将小腿内旋。要区分外侧肌腱，可在膝关节屈曲施加阻力时，将腿外旋

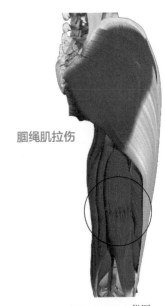

腘绳肌拉伤

Primal Pictures 供图

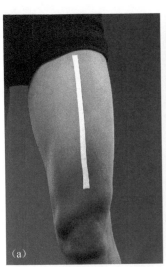
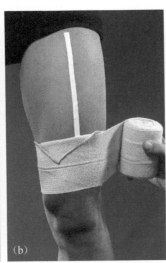
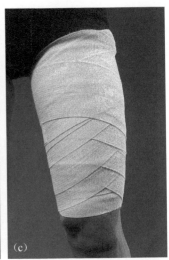

(a)　(b)　(c)

图4.8 用弹性绷带包扎拉伤的股四头肌。（a）要防止包扎物滑落，需要使用贴布粘胶，或将大条贴布反卷，放于受伤处；（b）～（c）围绕大腿以类圆形（大腿形状）进行包扎，也可以使用粘胶贴布固定已拉伤的大腿，然后用绷带包住

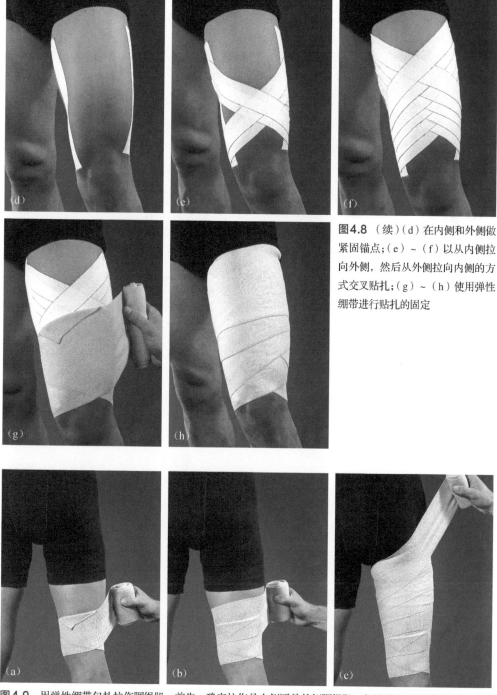

图4.8 （续）（d）在内侧和外侧做紧固锚点；（e）~（f）以从内侧拉向外侧，然后从外侧拉向内侧的方式交叉贴扎；（g）~（h）使用弹性绷带进行贴扎的固定

图4.9 用弹性绷带包扎拉伤腘绳肌。首先，确定拉伤是内侧还是外侧腘绳肌。如果是内侧腘绳肌拉伤，（a）首先将肌肉向大腿后侧的中心线拉动；（b）然后继续从大腿远端到近端以环绕进行贴扎

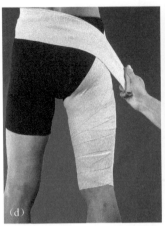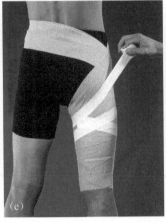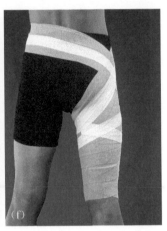

图4.9 （续）（c）~（d）由于腘绳肌深深地附着在臀部的下面，因此结合臀部人字形贴扎会更有效;（e）~（f）在包扎物上沿相同路径使用弹性贴布

大腿锻炼

　　腘绳肌跨越髋关节和膝关节，作用在两个关节上。因此，可采用第3章中所述的屈膝肌群训练法作为牵伸和强化伸髋肌群的辅助训练方法。同样，由于股四头肌群的股直肌跨越膝关节和髋关节，因此，应该将伸膝肌群和屈髋肌群的训练纳入运动员的锻炼方案。

髋关节与大腿挫伤

　　髋关节和大腿挫伤涉及髂嵴（骨盆痛点）和大腿前侧的股四头肌。髂嵴受伤虽然很痛，但不严重。应特别注意股四头肌挫伤，因为它可能导致被称为骨化性肌炎的情况，即因股四头肌挫伤造成的血肿钙化。

髂嵴挫伤（臀部痛点）

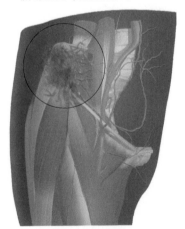

Primal Picture 供图

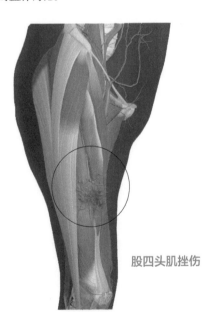

股四头肌挫伤

Primal Picture 供图

髂嵴——髂骨的上缘；该区域挫伤俗称髋骨隆凸挫伤。

骨化性肌炎——遭受挫伤的肌肉内部形成的钙化点。

血肿——血液滞积。

髋关节与大腿支垫

使用绷带和贴布将保护垫稳定在髂嵴或大腿前侧。图4.10显示了在髂嵴上固定保护垫的两种方式——第一种是使用弹性绷带，第二种是使用弹性绷带和髋关节人字形贴布。图4.11显示了弹性绷带和贴布如何将支垫固定在股四头肌上。

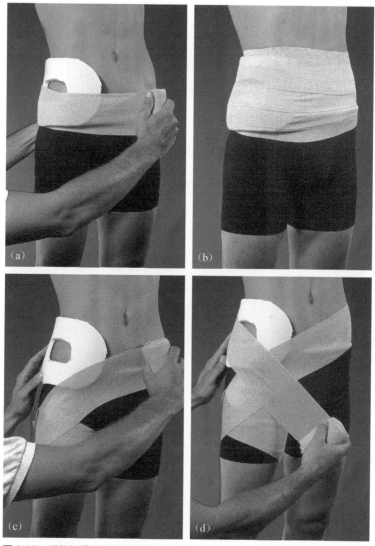

图4.10 弹性绷带将保护垫紧固在髂嵴上。（a）~（b）将支垫放在已挫伤的髂嵴（髋骨挫伤处）上，并用弹性绷带将其固定就位。（c）~（e）使用人字形贴扎方式对进行该区域的其他地方包扎，并将垫片固定就位

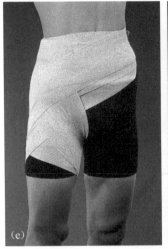
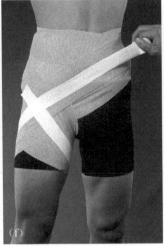
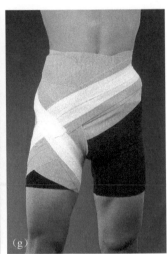

图4.10　（续）（f）~（g）在包扎物上绑扎弹性贴布

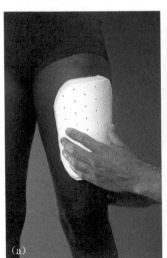
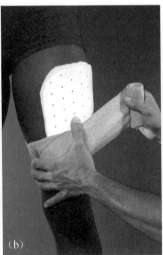
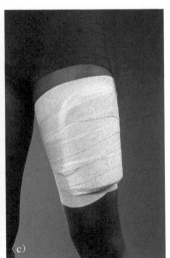

图4.11　（a）~（c）用弹性绷带将保护垫紧固在四头肌上

髋关节与大腿挫伤锻炼

在髋关节和大腿挫伤愈合期间，运动员应通过对股四头肌（参见第3章）和髋关节进行拉伸和强化锻炼，以保持正常的力量和运动范围。应由有经验的临床医师监测严重的大腿挫伤，看看是否有骨化性肌炎。

第5章

肩部和上臂

肩胛带骨包括锁骨、肩胛骨和肱骨。锁骨近端和胸骨构成了胸锁关节，胸锁关节是上肢与躯干的唯一关节。前后胸锁韧带、肋锁韧带以及锁骨间韧带实现了关节的稳定。锁骨远端和肩胛骨的肩峰构成了肩锁关节，这一关节通过喙锁韧带和肩锁韧带得以增强。

肩胛骨的关节盂和肱骨头构成了肩关节，也称盂肱关节。盂唇、盂肱韧带以及关节囊对这一较浅的、不稳定的球窝关节实现加固。

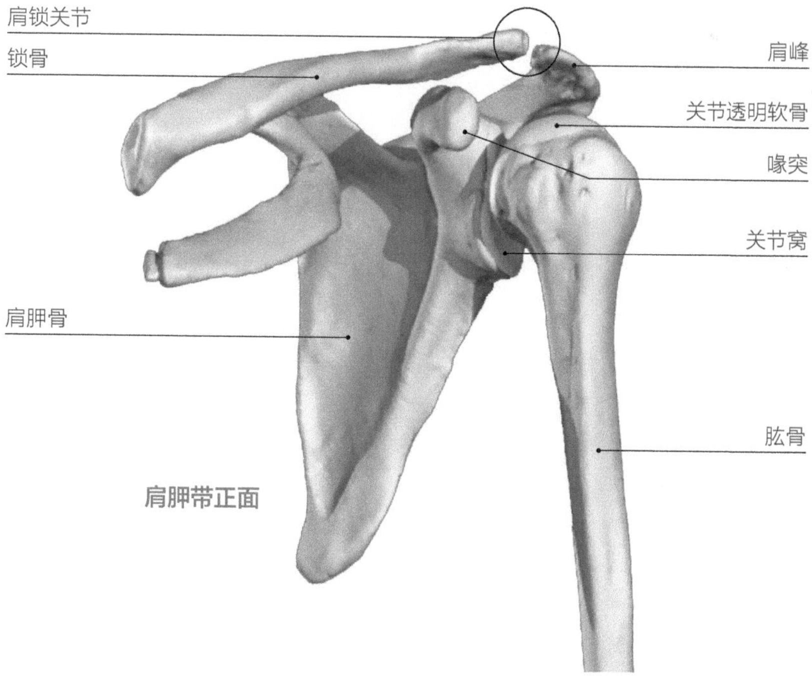

肩锁关节
锁骨
肩峰
关节透明软骨
喙突
关节窝
肩胛骨
肱骨
肩胛带正面

Primal Pictures供图

肩胛带背面

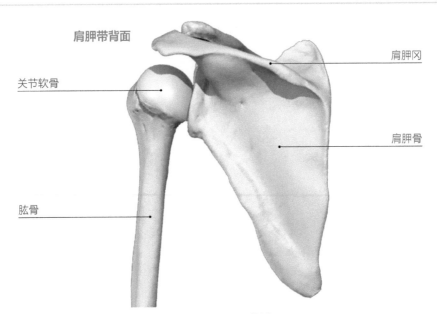

关节软骨

肱骨

肩胛冈

肩胛骨

Primal Pictures 供图

肩关节复合韧带

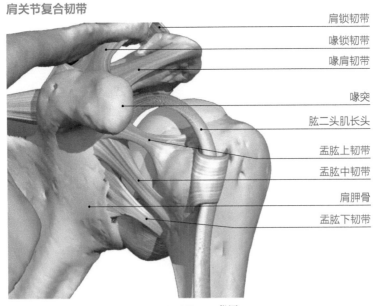

肩锁韧带

喙锁韧带

喙肩韧带

喙突

肱二头肌长头

盂肱上韧带

盂肱中韧带

肩胛骨

盂肱下韧带

Primal Pictures 供图

胸大肌（锁骨部分）和三角肌前束能够使肩关节屈曲。背阔肌、大圆肌和胸大肌（胸骨部分）使其后伸。三角肌和肩袖使其外展，肩袖包括肩胛下肌、冈上肌、冈下肌和小圆肌（图5.1）。

肩袖——肩关节中的肌肉群，包括肩胛下肌、冈上肌、冈下肌和小圆肌。

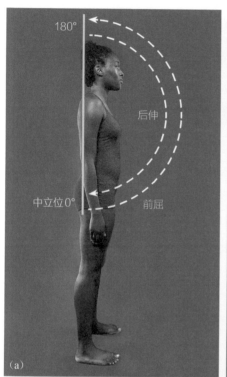

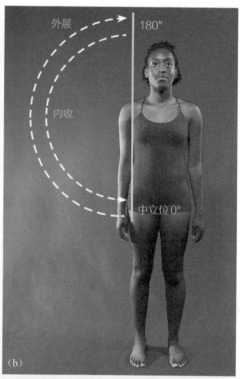

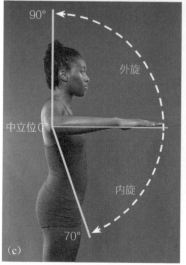

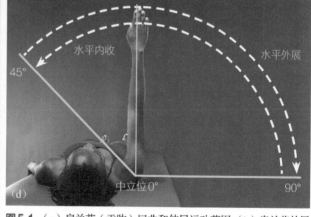

图5.1 （a）肩关节（盂肱）屈曲和伸展运动范围；（b）肩关节外展和内收运动范围；（c）肩关节内旋与外旋运动范围；（d）肩关节水平内收与外展运动范围

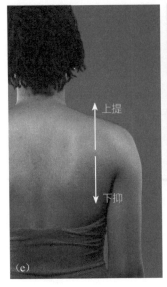

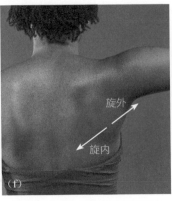

图5.1（续）肩胛运动范围包括（e）肩胛骨上提和下降，（f）外旋和内旋以及（g）外展和内收

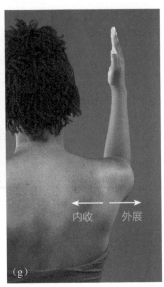

肩部外侧

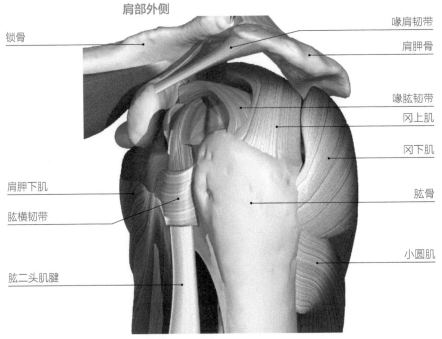

锁骨

喙肩韧带

肩胛骨

喙肱韧带

冈上肌

冈下肌

肩胛下肌

肱横韧带

肱骨

肱二头肌腱

小圆肌

Primal Pictures 供图

胸大肌（胸骨部分）、背阔肌和大圆肌的收缩能使肩关节内收。肩胛下肌和胸大肌的作用是引起肩关节旋内，肩袖的冈上肌、冈下肌和小圆肌引起肩关节旋外。

喙肱肌、胸大肌和三角肌（前束）的组合产生了水平屈曲，而冈下肌、小圆肌和三角肌（后面部分）产生水平伸展。

盂肱关节的运动与肩胛的运动同时进行。肩胛的活动范围包括外展（胸小肌和前锯肌）和内收（菱形肌）、旋外（前锯肌和斜方肌）和旋内

（胸小肌和菱形肌）以及上提（肩胛提肌）和下抑（胸小肌）。

关键触诊标志

前面
- ► 三角肌
- ► 胸大肌
- ► 锁骨

后面
- ► 肩胛

上面
- ► 肩锁关节

表面解剖学

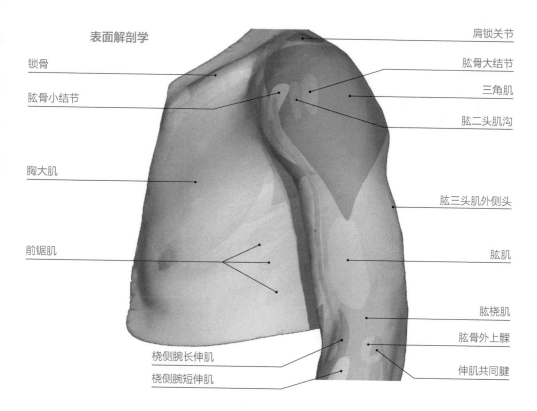

锁骨
肱骨小结节
胸大肌
前锯肌
桡侧腕长伸肌
桡侧腕短伸肌

肩锁关节
肱骨大结节
三角肌
肱二头肌沟
肱三头肌外侧头
肱肌
肱桡肌
肱骨外上髁
伸肌共同腱

Primal Pictures 供图

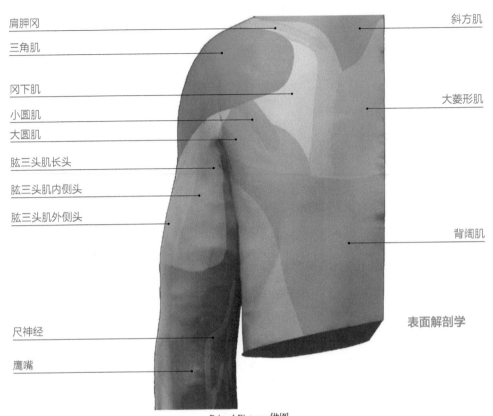

肩胛冈

三角肌

冈下肌

小圆肌

大圆肌

肱三头肌长头

肱三头肌内侧头

肱三头肌外侧头

尺神经

鹰嘴

斜方肌

大菱形肌

背阔肌

表面解剖学

Primal Pictures供图

肩锁关节扭伤

　　运动员手部、肘部或肩部脱落时，就会遭受肩锁关节扭伤（俗称脱臼肩）。临床医师将扭伤分为Ⅰ～Ⅲ度：Ⅰ度损伤为肩锁韧带的轻微撕裂，Ⅲ度是指肩锁韧带和喙锁韧带完全断裂。在Ⅲ度损伤中，会出现肩关节下垂，锁骨凸出肩关节上部皮肤的情况。

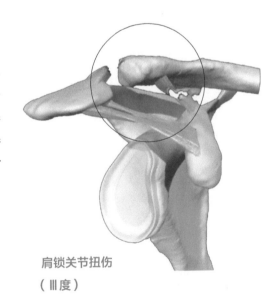

肩锁关节扭伤

（Ⅲ度）

肩锁关节贴扎

　　首先将锚点打在手臂周围、肩关节顶部以及胸部和背部（图5.2）。对肩部或胸部进行贴扎时，一定要使用纱布等保护乳头。然后，使用贴布进行贴扎，顺序为从手臂固定到肩部固定，从胸部固定到背部固定。

　　肩锁关节扭伤——锁骨远端和肩胛的肩峰形成关节的肩锁韧带或喙锁韧带出现扭伤；俗称脱臼肩。

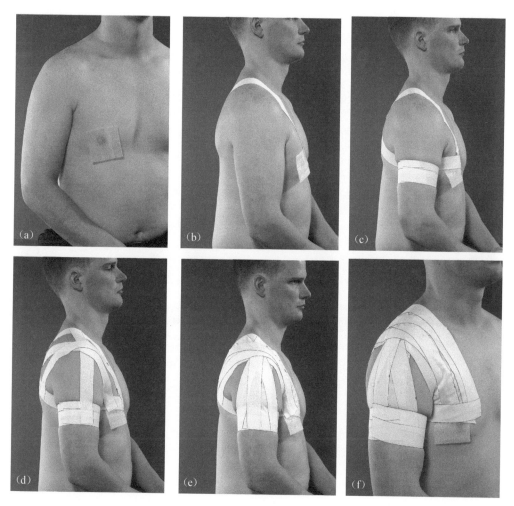

图5.2　肩锁关节扭伤（脱臼肩）贴扎。（a）对于肩部或胸部的任何贴扎，首先都应使用保护敷料遮住乳头；（b）将锚点绑在肩部的上侧、前侧和后侧，以及（c）手臂近端；（d）~（f）从手臂固定到上肩固定，以及从前固定到后固定绑扎贴布，重叠绑扎，以便贴布的交叉点在肩锁关节以上

可在损伤的肩锁关节上方使用一个保护垫，用于补充或替代该贴扎。图5.3说明了使用矫形塑料制作保护垫的方法，以及如何使用弹性绷带进行肩部人字形包扎，从而将保护垫固定。可以使用这种方法来定制保护垫，以便保护其他受伤部位，如股四头肌、髂嵴的挫伤以及橄榄球运动员的外生骨疣等。

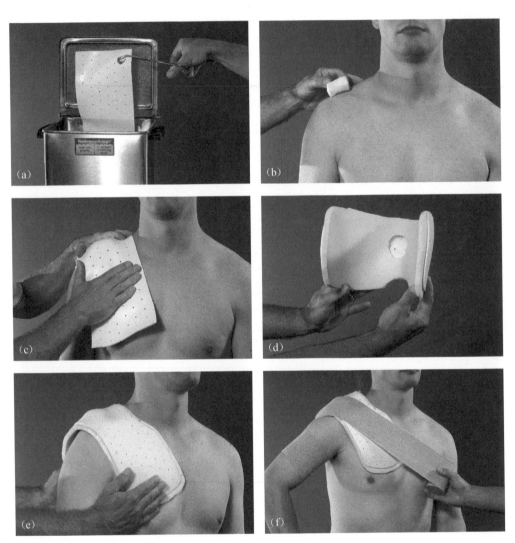

图5.3（a）~（e）使用矫形塑料制作保护垫；（f）~（i）使用弹性绷带做肩部人字形包扎，将保护垫固定就位

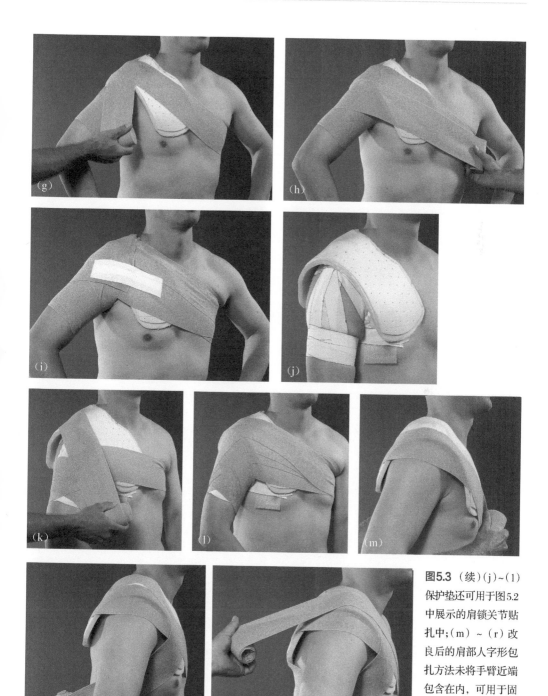

图5.3 （续）(j)~(l)
保护垫还可用于图5.2
中展示的肩锁关节贴
扎中；(m)~(r) 改
良后的肩部人字形包
扎方法未将手臂近端
包含在内，可用于固
定保护垫

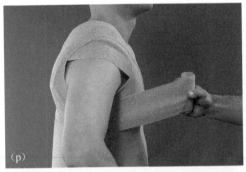

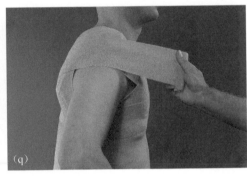

图5.3（续）

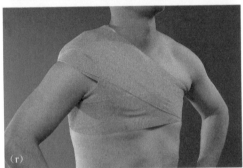

肩锁关节扭伤的McConnell贴扎法

　　对于肩锁关节扭伤，可使用与髌骨的McConnell贴扎法相同的贴布。这种贴扎的贴布可以长期保

留在原处，并且有助于"近接（reapproximate）治疗"肩锁关节（图5.4）。

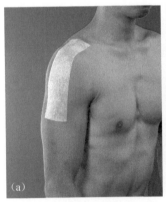

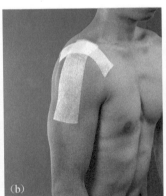

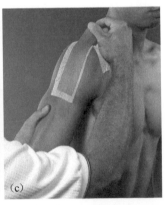

图5.4　肩锁关节扭伤的McConnell贴扎法。与髌股关节疼痛所用的McConnell贴扎法一样，使用Cover-Roll stvetch和Leuotape贴布。（a）从三角肌粗隆处垂直绑扎第一根Cover-Roll stretch，穿过肩锁关节0.25 ~ 0.75英寸（2 ~ 3厘米）；（b）从喙突到肩胛冈处绑扎第二根Cover-Roll stretch；（c）靠近肩锁关节，在上面垂直绑扎第一根Leukouape贴布

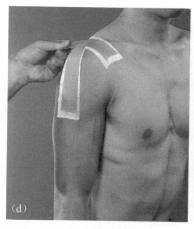
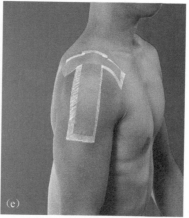

图5.4　（续）（d）从前端到后端绑扎第二根Leukotape贴布；（e）贴布的交叉点应位于肩锁关节上面的中心位置。为了提供足够的包扎，可能需要再使用一层Leukotape贴布

肩关节锻炼

大多数运动，尤其是要求将手臂伸过头顶的运动，都取决于肩部的力量和灵活性。制作一个简单的T形棒进行肩部拉伸锻炼（图5.5）。确保这种锻炼方式可让肩部实现整个范围的运动。

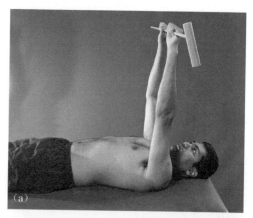

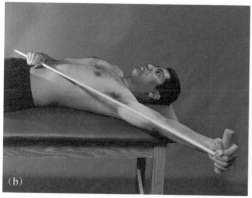
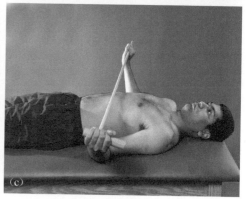

图5.5　使用简单的T形棒，通过（a）屈曲、（b）外展和（c）旋外的方式拉伸肩部肌肉

力量训练采用哑铃、弹力带或二者的组合进行。图5.6说明了手持重物如何给肩部的各种运动增加阻力。弹力带也可以用来进行同样的抗阻练习，同时也可用于符合功能动作模式的练习（图5.7）。

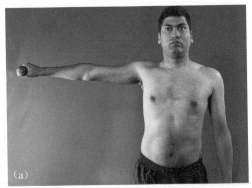

图5.6　手持重物强化肩部力量：（a）外展肌、（b）屈肌以及（c）伸肌。在通常情况下，动作范围不应超过（a）和（b）中的水平位置

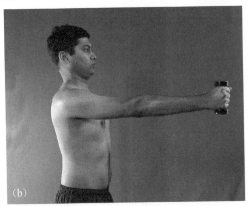

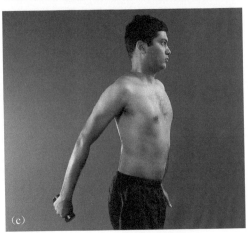

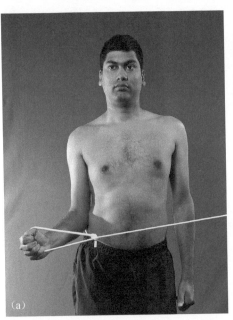
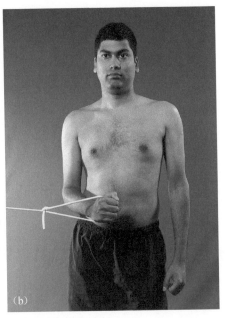

图5.7　弹力带可以有效增强肩部（a）旋外与（b）旋内肌群的力量

盂肱关节扭伤

扭伤、半脱位和脱位均为盂肱关节常见的损伤情况，会导致肩关节慢性失稳。运动员通常要求通过手术进行损伤修复。尽管这些损伤有先天性的因素，但对于运动员来说，对手臂施加外力是发生扭伤或脱位的重要原因。肩关节外展和旋外是前脱位的常见损伤机理。

半脱位——关节的部分脱位。

脱位——两块铰接的骨头完全分离。

肩部扭伤与失稳贴扎

贴扎可以防止过度的外展和旋外。使用弹性贴布后，在肩部使用人字形弹性绷带可以限制运动（图5.8）。首先让运动员肩部旋内，开始贴扎时，将手臂包住，并穿过前胸；该动作将肩关节拉入到旋内，并限制旋外。应该根据运动员所要求的移动范围指导固定的程度。

肩关节护具可以限制外展和旋外（图5.9），其限制等级从轻度到重度，可以自由调节。

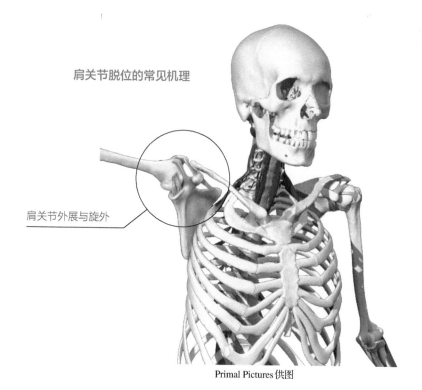

肩关节脱位的常见机理

肩关节外展与旋外

Primal Pictures 供图

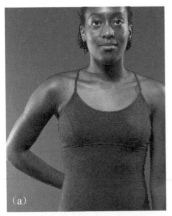
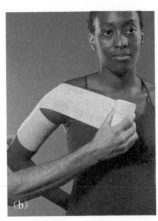

图5.8　利用弹性绷带和贴布，对不稳定的肩关节进行人字形包扎。（a）首先让运动员的肩部处于旋内姿势，手放在臀部；（b）从手臂上开始绑绷带，并向内侧拉动，穿过前胸；（c）～（e）继续在手臂周围包扎，并再次在胸部周围包扎；（f）～（h）使用弹性贴布固定绷带

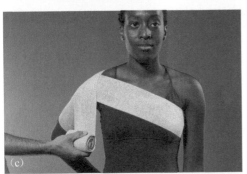
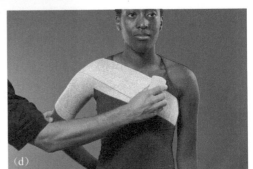

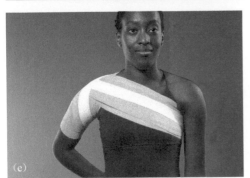
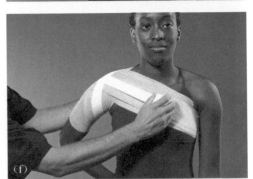

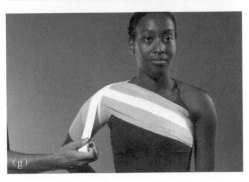
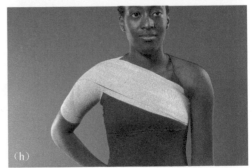

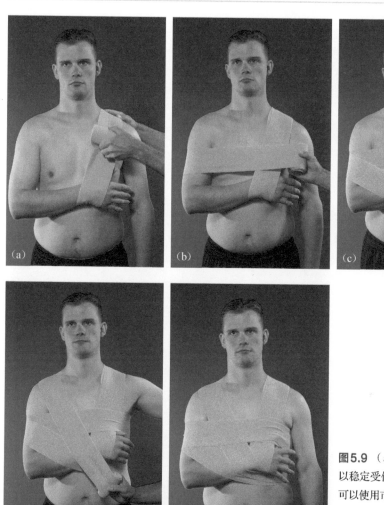

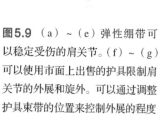

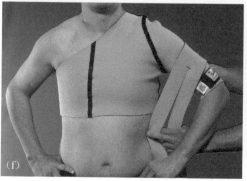

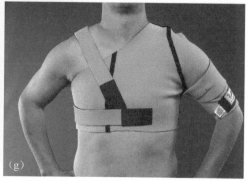

图5.9 （a）～（e）弹性绷带可以稳定受伤的肩关节。（f）～（g）可以使用市面上出售的护具限制肩关节的外展和旋外。可以通过调整护具束带的位置来控制外展的程度

要求肩部能充分移动，并且由于肩部运动过大（向前或多轴）、肩峰下滑囊炎或肩胛肱骨功能障碍而导致疼痛时，可以使用肌内效贴布（图5.10）。如果要求有松弛的控制，可使用活动贴扎方法。

包扎方法相结合。但是，在肩关节扭伤或失稳的情况下，请勿进行会增强肩部外展和旋外的锻炼，以免对已经松动过度的不稳定肩关节产生压力。注意让运动员专注于旋内强化锻炼，因为该练习可以限制肩关节的旋外。

肩关节扭伤或失稳的锻炼

将图5.5 ~ 图5.7所示的锻炼与肩部贴扎和

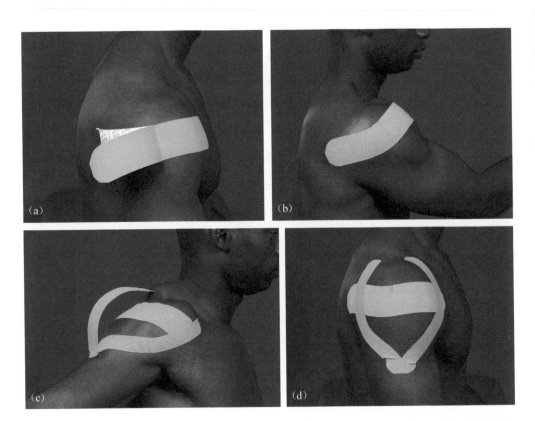

图5.10　肩部松弛的肌内效贴布贴扎。患者采用坐位，从肩关节前部到后部围绕三角肌测量长度并对贴布进行剪切，将边缘剪成圆形。(a) 充分收缩肩胛，开始进行贴扎，从肩关节前部到三角肌中部施加张力；(b) 然后水平内收和屈曲肩关节，将贴布的前端固定，无需施加张力，将贴布剪成比从肩锁关节到三角肌中束止点更长的长度，并剪成一个Y形；(c) 从三角肌中束开始，水平外展肩关节，并放置前三角肌贴布，无须施加张力，到肩锁关节的内侧结束，让肩关节水平内收，并放置后三角肌贴布，到肩锁关节后部结束；(d) 为最终效果

手臂挫伤

手臂通常会遭受挫伤，尤其是在进行橄榄球或进行其他接触性运动时。手臂挫伤与大腿挫伤一样，可能会发展成为骨化性肌炎，这种受伤被称为橄榄球运动员经常发生的外生骨疣。

> 外生骨疣——骨骼生长异常。

手臂挫伤贴扎

通过在该区域固定保护垫来防止手臂重复创伤。图5.11展示了在手臂外侧使用保护垫时如何使用弹性贴布。

手臂挫伤的锻炼

图5.5 ~ 图5.7中所示的锻炼以及第6章中的肘部锻炼有助于受伤运动员的手臂恢复正常的力量和灵活性。应由有经验的临床医师检查手臂软组织的伤病情况，如果情况恶化，可让运动员休息。

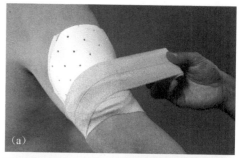

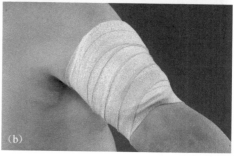

图5.11（a）~（b）使用弹性贴布，将保护垫紧固在手臂上

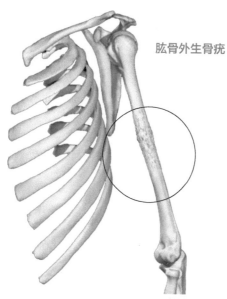

肱骨外生骨疣

Primal Pictures 供图

第6章

肘关节与前臂

肱骨远端与尺骨近端的结合形成了肘关节。称为尺侧副韧带的内侧副韧带与称为桡侧副韧带的外侧副韧带分别限制外翻移位和内翻移位。

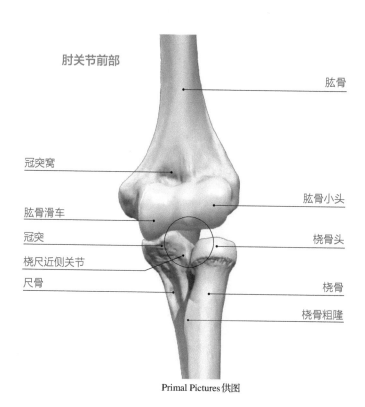

肘关节前部

肱骨

冠突窝

肱骨滑车

冠突

桡尺近侧关节

尺骨

肱骨小头

桡骨头

桡骨

桡骨粗隆

Primal Pictures 供图

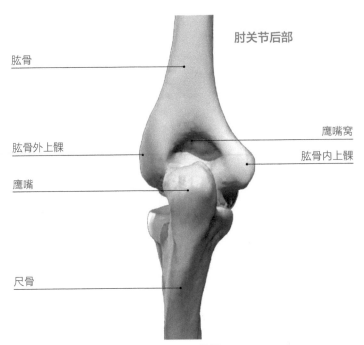

肘关节后部

肱骨

鹰嘴窝

肱骨外上髁

肱骨内上髁

鹰嘴

尺骨

Primal Pictures 供图

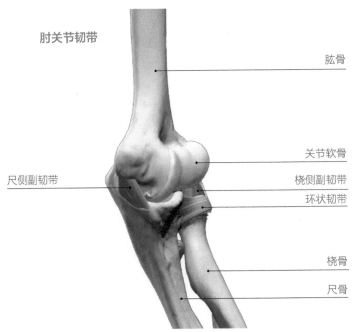

肘关节韧带

肱骨

关节软骨

尺侧副韧带

桡侧副韧带

环状韧带

桡骨

尺骨

Primal Pictures 供图

肘关节的铰链结合允许关节进行屈曲和伸展（图6.1）。屈曲通过上臂前部肌肉的作用来完成，这些肌肉包括肱二头肌和肱肌。肱三头肌的三个头组成了上臂后部肌肉，并可让肘关节伸展。

肩部（外侧）与手臂

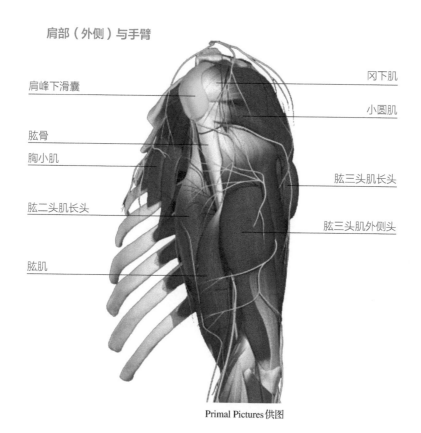

肩峰下滑囊

肱骨

胸小肌

肱二头肌长头

肱肌

冈下肌

小圆肌

肱三头肌长头

肱三头肌外侧头

Primal Pictures供图

前臂的桡骨和尺骨构成了3个关节，即桡尺近侧关节、桡尺远侧关节和沿两个骨干间的连接。环形韧带纤维稳定桡尺近侧关节。骨间膜连接桡骨和尺骨体，关节囊固定桡尺远侧关节。前臂有旋前和旋后的运动模式（图6.1）。旋前圆肌和旋前方肌使前臂旋前。

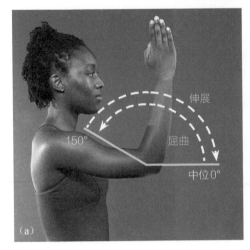

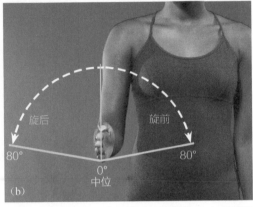

图6.1 （a）肘关节屈曲和伸展运动范围；（b）前臂旋前与旋后运动范围

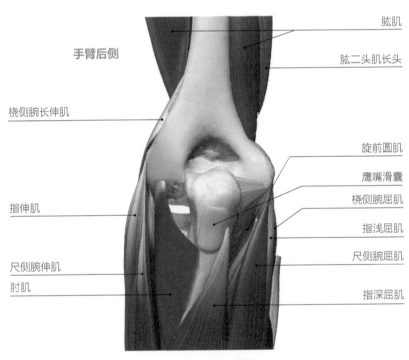

手臂后侧

肱肌

肱二头肌长头

桡侧腕长伸肌

旋前圆肌

鹰嘴滑囊

桡侧腕屈肌

指伸肌

指浅屈肌

尺侧腕屈肌

尺侧腕伸肌

肘肌

指深屈肌

Primal Pictures 供图

关键触诊标志

前面

- 肘窝
- 肱二头肌腱

内侧

- 尺骨神经
- 手腕屈肌 - 旋前肌群
- 肱骨内上髁
- 尺侧副韧带

外侧

- 手腕伸肌 - 旋后肌群
- 肱骨外上髁
- 桡侧副韧带

后面

- 鹰嘴
- 鹰嘴滑囊
- 肱三头肌

肘关节扭伤

肘关节扭伤与膝关节损伤类似，发生在外翻力或内翻力分别导致内侧或外侧副韧带损伤时。在依赖运动员举手过肩投掷能力的运动中，通常会产生对肘关节内侧筋膜室的慢性压力，从而导致尺侧副韧带受伤。

肘关节扭伤贴扎

内侧和外侧不稳定可能导致难以处理的损伤，而且肘关节的包扎、贴扎可能并不像对尺侧副韧带遭受慢性压力的运动员那样帮助巨大。但是，图6.2展示了对于某些情形有价值的副韧带贴扎。该贴扎方法与膝关节副韧带的贴扎（第3章）非常类似。

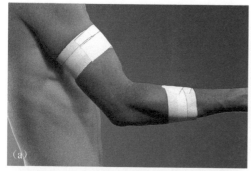

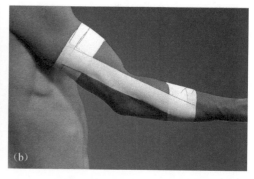

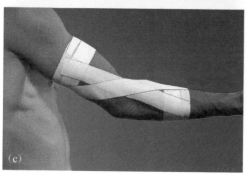

图6.2 桡侧副韧带失稳的肘关节副韧带贴扎。(a) 首先从近端和远端锚点开始贴扎；(b) ~ (d) 将贴扎条以X形放在侧向副韧带上面

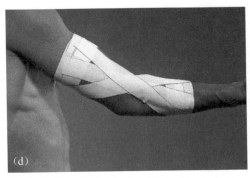
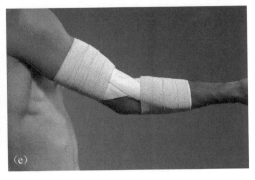

图6.2 （续）（e）使用弹性贴布将近端和远端锚点进行固定，将除肘关节以外的所有部分包住

肘关节锻炼

在对侧肢体的帮助下，拉伸肘关节屈肌和伸肌（图6.3）。

强化训练有助于肌肉的锻炼，可让肘部实现屈曲和伸展、前臂旋前和旋后以及手腕屈曲和伸展。建议将手持重物与橡皮带相结合（图6.4）。第7章将讨论手腕的锻炼。

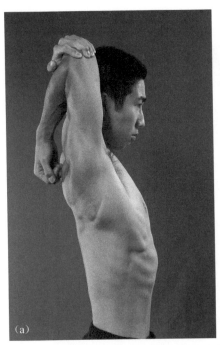
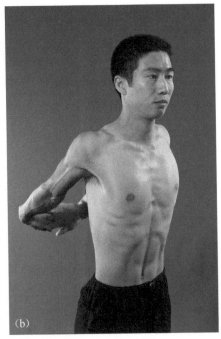

图6.3 在对侧肢体的帮助下拉伸肘关节（a）伸肌和（b）屈肌

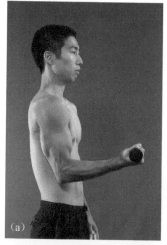 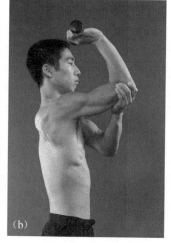 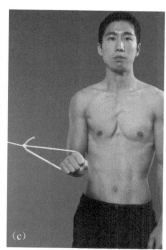

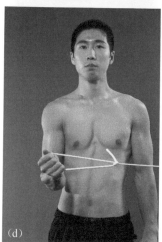

图6.4　手持重物，进行肘关节
（a）屈肌和（b）伸肌强化训练。
橡皮带可以增强前臂（c）旋内肌
和（d）旋外肌的力量

肘关节过度伸展

　　自身力量或外力可能导致肘关节伸展时
超过其正常的解剖学极限，从而导致过度伸展
损伤，在伸展期间损伤铰接的尺骨或肱骨。肘
关节前侧的软组织结构也有可能受到创伤。在
严重的情况下，过度伸展会导致肘关节骨折或
脱位。

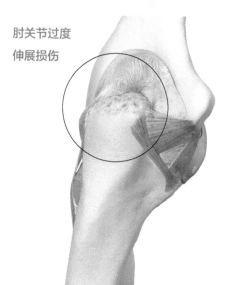

肘关节过度
伸展损伤

肘关节过度伸展的贴扎

肘关节过度伸展与膝关节过度伸展（参见第3章）的贴扎方法类似。确定会产生不适感的伸展程度，并在贴扎期间将关节适度屈曲。在上臂和前臂周围做固定锚点（图6.5）。为了防止滑落，建议直接将其绑在皮肤上，这样有利于将近端锚点固定在肱二头肌腹上。在肘关节的前侧贴扎连续、互锁的贴布。弹性贴布在包扎过度伸展受伤方面很有效。必要时，可以使用弹性贴布或绷带将肘关节包住，完成贴扎工作。

肘关节需要完全运动和伸展时，可以使用肌内效贴布（图6.6），尽管其包扎效果不如运动贴扎的方法好。

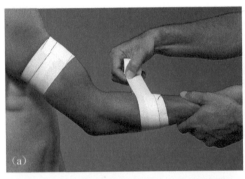

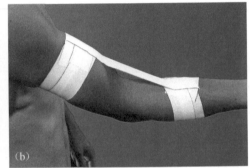

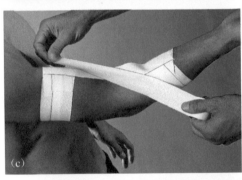

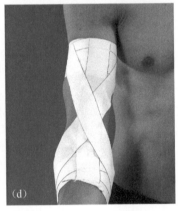

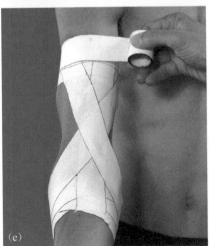

图6.5　肘关节过度伸展的贴扎。（a）首先在剃毛后的手臂上进行贴扎，并在近端和远端做固定锚点；（b）~（d）在肘关节的前侧用3块贴布形成一个X形；（e）在近端和远端锚点处贴扎贴布，做进一步的固定

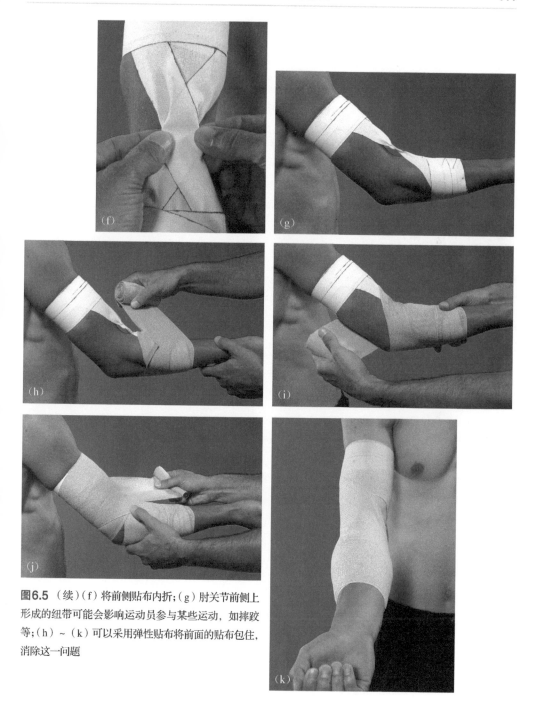

图6.5（续）（f）将前侧贴布内折；（g）肘关节前侧上形成的纽带可能会影响运动员参与某些运动，如摔跤等；（h）~（k）可以采用弹性贴布将前面的贴布包住，消除这一问题

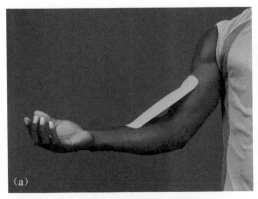
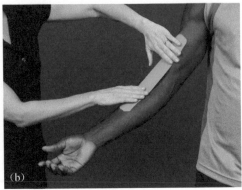
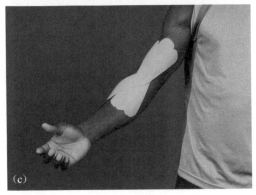

图6.6　对于肘关节过伸松弛问题，使用肌内效贴布贴扎。让患者保持站立，测量并剪切3根12～16英寸（30～40厘米）长的贴布。确定要限制的肘关节的伸展程度。（a）使用贴布时，患者肘关节屈曲不超过此程度，将第一根贴布固定在肘关节5～6英寸（13～15厘米）处的上部和下部；（b）贴布固定时，让患者慢慢伸展肘关节，从两端到肘窝施加最大的张力；（c）在贴布交叉处进行加固，肘窝处施加张力，保持肘关节屈曲

过度伸展的锻炼

图6.3详细展示了可恢复受伤肘关节的正常运动范围的伸展和屈曲练习。强化方案需要将肘关节屈肌和伸肌分别进行锻炼（图6.4）。

肱骨上髁炎

肱骨上髁的内侧和外侧附着有几块肌肉。使前臂旋后和腕关节伸展的肌肉起于肱骨外上髁；使前臂旋内和腕关节屈曲的肌肉起于肱骨内上髁。前臂和腕关节的不断运动（如网球或投掷运动等）导致这些肌肉在内上髁或外上髁的起点发炎。网球运动员通常患有外上髁炎，俗称"网球肘"。重复进行投掷运动的运动员（尤其是青少年）通常会患有内上髁炎，称为"少年棒球肘"。

上髁炎贴扎

　　笔者发现对上髁炎进行贴扎并非始终有效。一些患者通过贴扎，紧压近端手臂来缓解问题（图6.7）。市面上出售的固定带也可以实现缓解的目的（图6.8）。在成年人中，通过对内外上髁进行贴扎非常有效，因为护具通常笨重且不合身。贴扎可能持续作用几天。此类贴扎对外上髁炎和内上髁炎都有帮助（图6.9）。

　　而对患有内上髁炎的青少年患者进行治疗时，需要格外小心。对许多青少年来说，肌肉的强度超过了其未成熟骨骼的耐受范围，投掷动作可能会引起内上髁的撕脱骨折。因此，请勿对青少年运动员进行贴扎，以免其投掷时存在与内上髁炎有关的不适。

上髁炎——上髁炎症。

撕脱——肌腱或韧带在骨附着点出现撕裂。

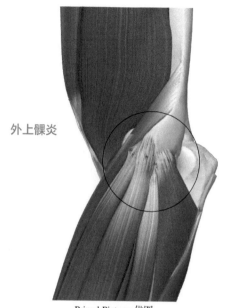

外上髁炎

Primal Pictures 供图

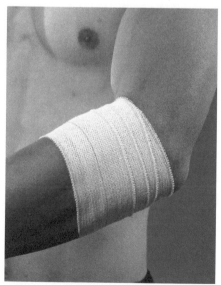

图6.7　在前臂近端周围使用贴布可以缓解与外上髁炎（网球肘）有关的疼痛

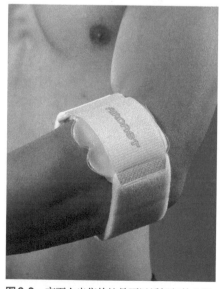

图6.8　市面上出售的护具可以缓解与外上髁炎有关的疼痛

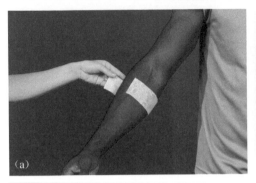
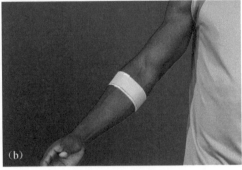

图6.9　上髁炎贴扎。（a）让患者坐下或站立，在肘关节远端以及前臂周围绑扎大约宽2英寸（5厘米）的底层包扎物。使用刚性贴布时要稍微用力，以便在患者握紧时减少其肘部的疼痛，并增加贴布下的压力。（b）为最终效果

上髁炎锻炼

　　解决与外上髁炎有关的发炎问题后再进行锻炼，可增强运动员的运动范围和强度。肘关节和前臂的拉伸锻炼会提高灵活性。对于外上髁炎患者，可在完全旋前期间过度屈曲腕关节（图6.10），而强化训练会提高前臂旋后肌和腕关节伸肌的力量（见第7章）。对于内上髁炎患者，休息是最佳的治疗方式。

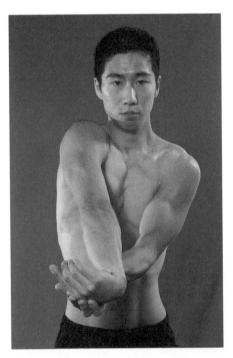

图6.10　伸肌-旋后肌的拉伸通常与外上髁炎有关

第**7**章

腕关节与手部

腕关节由两排腕骨组成。近端的一排包含手舟骨、月骨、三角骨和豌豆骨。远端的一排有大多角骨、小多角骨、头状骨和钩骨。手部包括5块掌骨，和手指的14块指骨：拇指中有一块近节和远节指骨，其余4根手指分别有一块近节、中节和远节指骨。

腕关节与手部

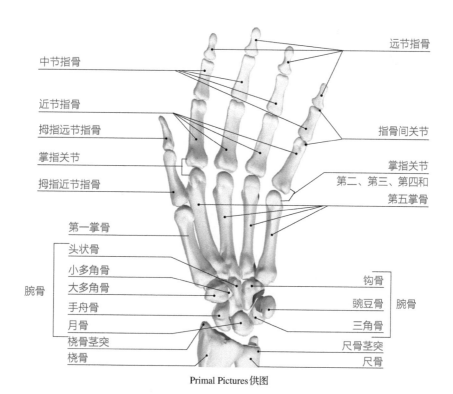

中节指骨	远节指骨
近节指骨	
拇指远节指骨	指骨间关节
掌指关节	掌指关节
拇指近节指骨	第二、第三、第四和第五掌骨
第一掌骨	
头状骨	
小多角骨	钩骨
大多角骨	豌豆骨
手舟骨	三角骨
月骨	
桡骨茎突	尺骨茎突
桡骨	尺骨

腕骨　　　　　　　　　　　　　　　腕骨

Primal Pictures供图

桡骨远端和手舟骨以及月骨的腕骨近端构成了腕关节，可以进行包括屈曲、伸展、桡偏（外展）和尺偏（内收）在内的运动（图7.1）。腕骨近端和掌骨形成了腕掌关节。掌骨的远端和手指的近节指骨构成了掌指关节。这些关节可以屈曲、伸展、外展和内收。4根手指中的每一根都包含两个关节：近端指间关节（PIP）和远端指间关节（DIP）。指间关节可以屈曲和伸展。韧带和关节囊形成的复杂网状物包扎了手部和手指中的所有关节。

拇指非常重要，因为它具有特殊的灵活性。拇指的腕掌关节可以伸展、屈曲、外展、内收、对掌（图7.1）和复位。大拇指的掌指关节和指间关节可以屈曲和伸展。

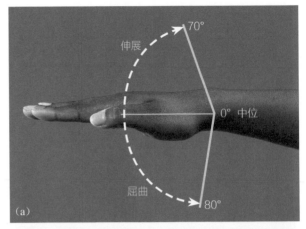

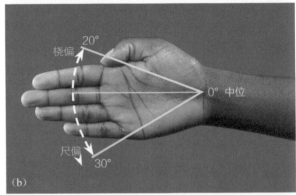

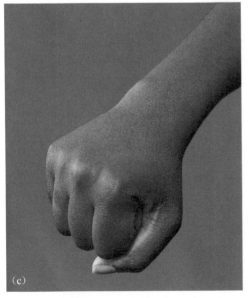

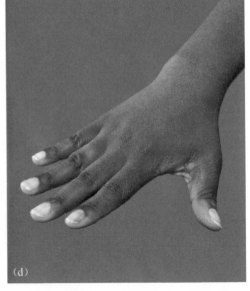

图7.1　（a）腕关节屈曲与伸展运动范围；（b）腕关节桡偏与尺偏运动范围；（c）手指屈曲；（d）手指伸展

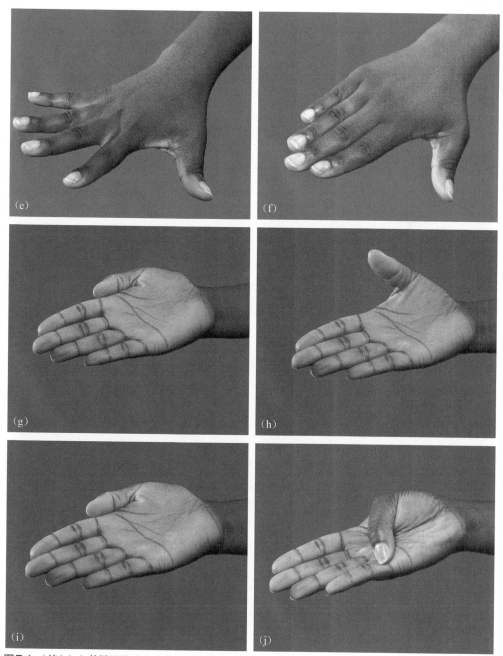

图7.1（续）（e）外展以及（f）内收；（g）大拇指伸展；（h）屈曲；（i）内收与（j）对掌

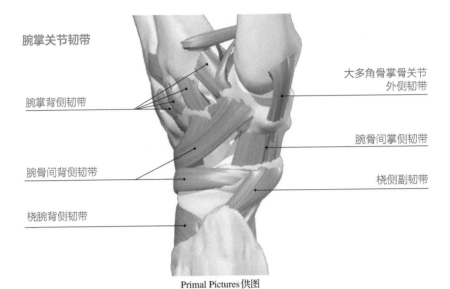

腕掌关节韧带

腕掌背侧韧带

大多角骨掌骨关节
外侧韧带

腕骨间掌侧韧带

腕骨间背侧韧带

桡侧副韧带

桡腕背侧韧带

Primal Pictures 供图

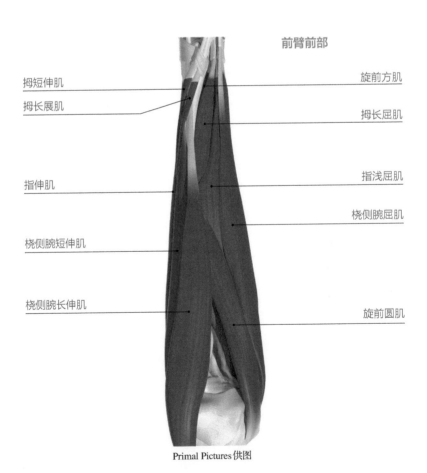

前臂前部

拇短伸肌

拇长展肌

旋前方肌

拇长屈肌

指伸肌

指浅屈肌

桡侧腕屈肌

桡侧腕短伸肌

桡侧腕长伸肌

旋前圆肌

Primal Pictures 供图

有些韧带可加固关节。掌指关节的尺侧韧带防止外翻移位，运动员手部受伤时要考虑这个因素。

有些韧带起源于前臂和手中的肌肉，可让腕关节、手部和手指运动。尺侧腕屈肌和桡侧腕屈肌可让腕关节屈曲，尺侧腕伸肌的收缩以及桡侧腕长伸肌和桡侧腕短伸肌可让腕关节伸展。尺侧腕屈肌和尺侧伸腕肌的同时收缩导致尺偏。相反，如果桡侧腕屈肌和桡侧腕伸肌一起收缩，就会出现桡偏。作用在腕关节上的一些肌肉从肱骨开始，并穿过肘关节。因此，这些肌肉对于肘关节和前臂的正常运转非常重要。

3块肌肉的收缩使4个手指产生运动（图7.1）。指深屈肌和指浅屈肌使手指屈曲、指伸肌使其伸展。指深屈肌附着在手指的远节指骨，指浅屈肌止点在中节指骨。第一块肌肉使近端指间关节和远端指间关节屈曲，但后一块肌肉仅使近端指间关节屈曲。但是，这两块肌肉穿过手指时，都会使腕关节和手部的所有关节屈曲。指伸肌的止点使4根手指中的每一根产生3个肌腱滑移。中心腱附着在中节指骨上，两个外侧束穿过远节指骨。该机制同手部的其他一些内附肌一起产生伸肌腱帽。

止点——肌肉在骨骼上的附着点；通常是指肌肉的远端附着点。

伸肌腱帽——手指背面上的解剖肌腱结构。

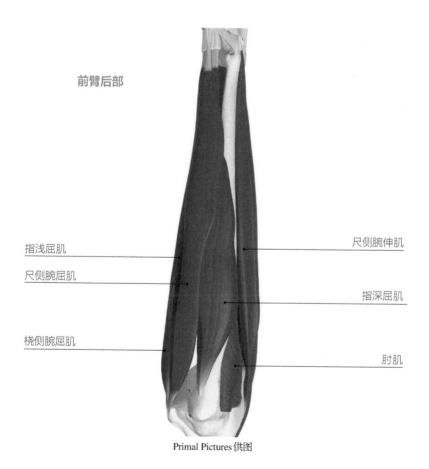

前臂后部

指浅屈肌

尺侧腕屈肌

桡侧腕屈肌

尺侧腕伸肌

指深屈肌

肘肌

Primal Pictures 供图

手指的伸肌结构

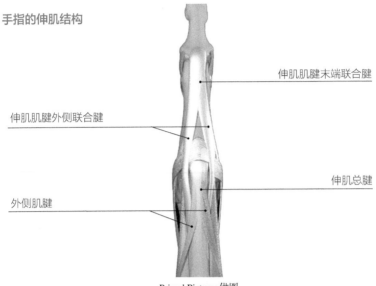

伸肌肌腱末端联合腱

伸肌肌腱外侧联合腱

伸肌总腱

外侧肌腱

Primal Pictures 供图

　　8块肌肉作用在大拇指上，使其非常灵活。拇长伸肌、拇短伸肌、拇长展肌和拇长屈肌源于前臂。拇短伸肌和拇长伸肌在拇指基础上形成了一个弓，称为"鼻烟窝"。鼻烟窝在临床上很重要，因为手舟骨位于其边缘内；该区位的压痛点通常显示为舟状骨骨折。拇短屈肌、拇指对掌肌、拇短展肌和拇收肌源于手部，形成一种软组织凸出——大鱼际。

拇——与拇指有关的。

鼻烟窝——拇长伸肌和拇短伸肌在大拇指根部形成的一个空间。

大鱼际——拇指的内附肌，包括拇短展肌、拇短屈肌、拇指对掌肌和拇收肌。

解剖学鼻烟窝

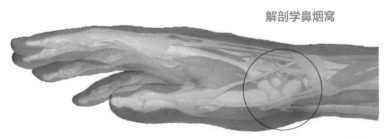

Primal Pictures 供图

关键触诊标志

前侧

▶ 豌豆骨

▶ 钩骨钩

▶ 大鱼际

▶ 小鱼际隆起

后侧

▶ 腕骨

▶ 腕掌关节

▶ 掌指关节

▶ 指间关节

▶ 拇指尺侧副韧带

外侧

▶ 鼻烟窝

▶ 手舟骨

▶ 桡骨茎突

中间

▶ 尺骨茎突

表面解剖学

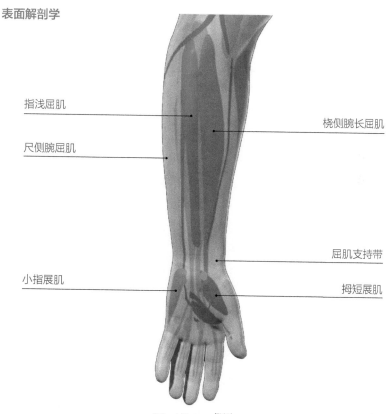

指浅屈肌

尺侧腕屈肌

小指展肌

桡侧腕长屈肌

屈肌支持带

拇短展肌

Primal Pictures 供图

腕关节扭伤

腕关节扭伤通常发生在运动员的手部在外力作用下导致腕关节过度屈曲或过度伸展时。必须仔细辨别有否腕关节骨折，同时进行差异化处理，然后才能让运动员回到激烈的体育活动。

腕关节扭伤贴扎

首先确定疼痛的原因——屈曲、伸展或二者同时引起，然后使用贴布，限制运动以及运动产生的不适感。在某些情况下，腕关节周围只需要三四根非弹性贴布就足够了（图7.2）。但是，为了防止腕关节运动范围更大，手部也需要进行贴扎。

图7.3展示了限制腕关节过度伸展和过度屈曲的贴扎方法。先在腕关节和手部周围打上锚

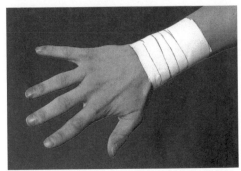

图7.2 简易腕关节贴扎，限制运动但不固定手部

点，并使用3根贴布在手背的底部进行贴扎。然后在底部以上，以X形绑扎互锁贴布。在手部的手掌侧重复进行贴扎。然后可以使用弹性或非弹性贴布，以8字形在腕关节和手部周围进行贴扎。

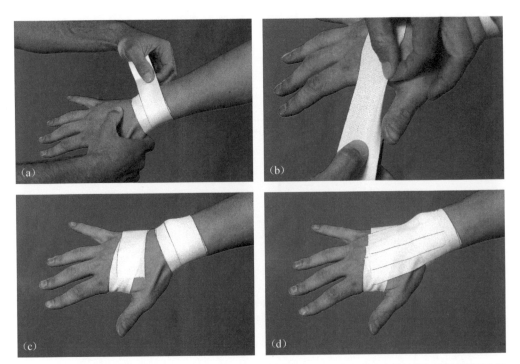

图7.3 腕关节贴扎，同时固定手部，以更好地限制运动范围。(a)～(c)首先在腕关节和手部周围打上锚点；(d)～(e)在手背部上放置3根贴布和1根X形贴布，限制过度屈曲

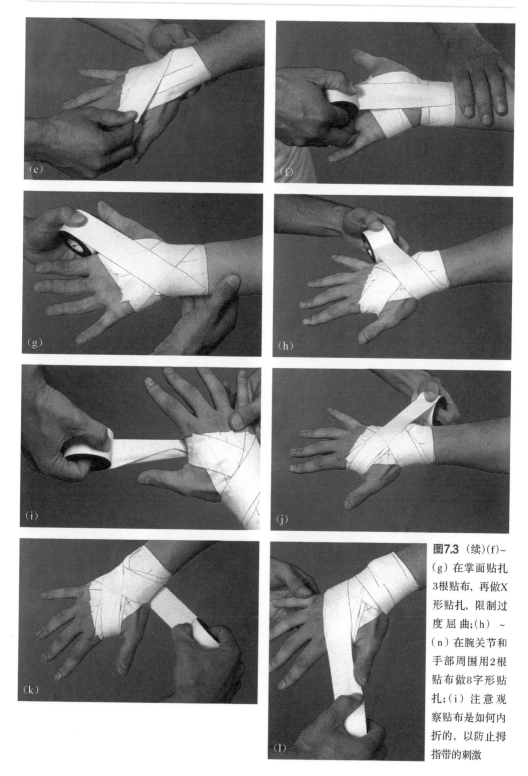

图7.3（续）(f)~(g)在掌面贴扎3根贴布，再做X形贴扎，限制过度屈曲;(h)~(n)在腕关节和手部周围用2根贴布做8字形贴扎;(i)注意观察贴布是如何内折的，以防止拇指带的刺激

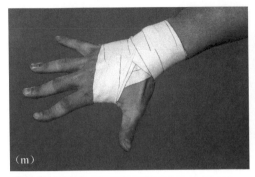
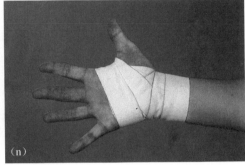

图7.3 （续）（m）~（n）贴扎结束

在腕关节扭伤或拉伤中，刚性贴布贴扎是限制腕关节屈曲或伸展的一种更牢固的方式（图7.4）。刚性贴布贴扎有助于限制上髁炎与腕关节位置有关的疼痛。

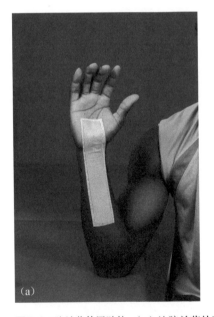
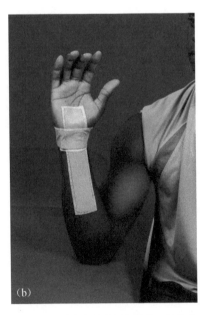

图7.4 腕关节伸展贴扎。（a）让腕关节处于中位位置，首先绑扎底层包扎物；将贴布绑扎在掌侧前臂中间，远端距离掌侧桡骨茎突1英寸（约2.5厘米）；（b）绑扎第二根底层包扎物，并在腕骨周围使用绑扎贴布。确保腕骨周围的条带不会压紧腕关节，以免造成感觉异常、疼痛或其他症状，或使病情恶化

腕关节锻炼

在对侧手的帮助下拉伸腕关节屈肌和伸肌（图7.5）。手持重物锻炼可以增强屈肌和伸肌（图7.6）。

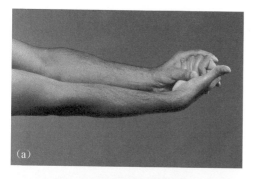

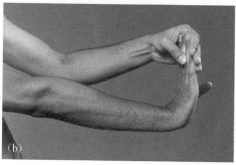

图7.5　腕关节（a）伸肌和（b）屈肌拉伸

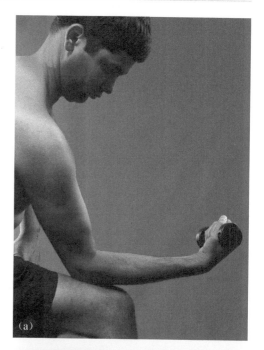

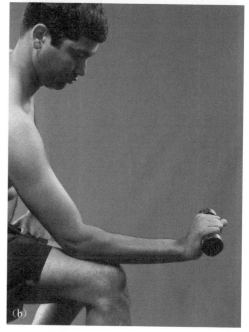

图7.6　手持重物的方式拉伸腕关节（a）屈肌和（b）伸肌

腕管综合征

若某项活动要求腕关节重复运动，很容易导致腕管综合征（CTS）。CTS是指正中神经穿过腕关节的腕管时出现压紧，并且导致手掌、拇指内侧以及第一根手指和中指刺痛、麻木和感觉异常。音乐家、工人和职员，甚至是长时间进行贴扎的教练都容易出现CTS。通常可以选择护具来保护和固定腕关节，防止其受到CTS产生的不断压力（图7.7）。

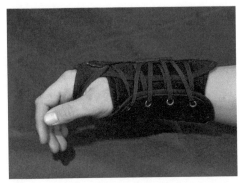

图7.7 市面上出售的用于缓解腕管综合征体征和症状的护具

腕关节的腕管

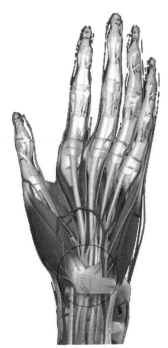

Primal Pictures供图

拇指扭伤

拇指扭伤源于过度伸展，并且涉及尺侧副韧带。这一受伤俗称守门员拇指，因为尺侧副韧带受伤在用手扑球的守门员中很常见。导致尺侧副韧带完全断裂的损伤通常要求进行手术才能修复。部分韧带拉伤通常可以通过贴扎进行修复。

拇指的尺侧副韧带断裂

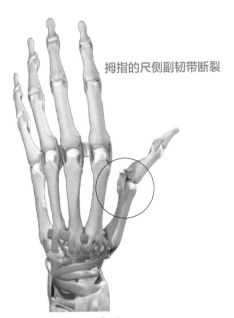

Primal Pictures供图

拇指扭伤贴扎

　　运动员的痛苦和无法运动的程度，及其要求的灵活性决定了进行贴扎的方式。对于轻微的损伤，在拇指和腕关节周围进行简单的8字形贴扎就能满足需求（图7.8）。如果运动员需要腕关节自由移动，首先应在前面使用个别贴布，将拇指的指掌关节包住，而后在腕关节的后侧完成贴扎。

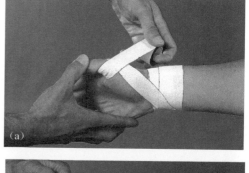

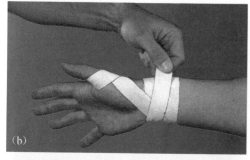

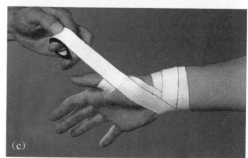

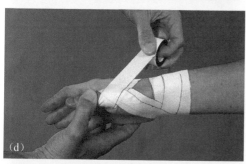

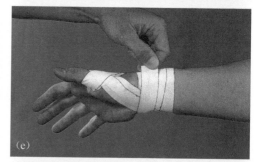

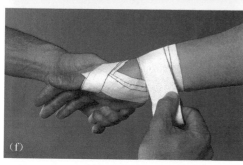

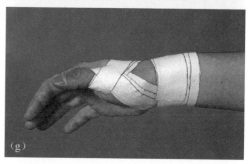

图7.8 用于包扎拇指掌指关节的8字形贴扎。（a）在腕关节周围打上锚点后，从腕关节的手掌面开始绑扎贴布，并继续在拇指周围贴扎。贴布通过腕关节的背面时，将拇指内收；（b）为了防止因腕关节周围的连续贴扎引起贴布堆积，单独进行8字形贴扎；（c）～（e）按照阶梯状，以连续8字形贴扎重叠前面的贴扎过程；（f）～（g）在腕关节周围固定锚点，完成贴扎

对于更严重的伤情，或不需要拇指灵活运动的运动员，贴扎时应将手部包含在内，以便提供其他包扎（图7.9）。该方法要求在腕关节和手部使用固定带。在拇指和腕关节周围进行8字形贴扎，并从手部手掌侧的背部开始重叠水平贴扎。这些贴扎应稳定拇指，防止过度伸展。在拇指和腕关节周围绑扎两三道8字形贴扎，完成贴扎工作。不建议将拇指贴扎在食指上，因为其他创伤可能会导致其他健康的手指受伤。

用于拇指扭伤的肌内效贴布有助于减少与拇指的伸展和外展有关的疼痛感，但不会过多限制运动（图7.10）。如果要限制运动，可使用运动贴布替代。

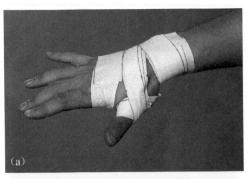
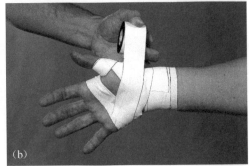
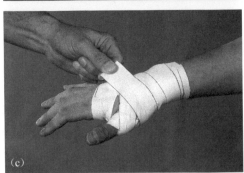
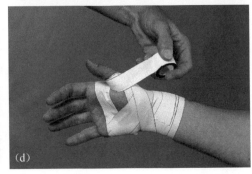
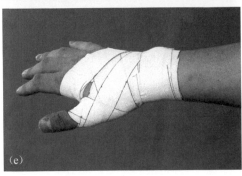

图7.9 采用将手部包含在内的贴扎方法作为拇指8字形贴扎的补充。（a）在手部周围打上锚点；（b）～（c）然后从手部的手掌到背部绑扎贴布，穿过拇指的掌指关节；（d）使用其他8字形贴布贴扎进行固定；（e）在手部和腕关节周围做固定锚点，完成贴扎

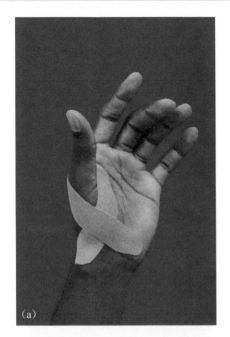

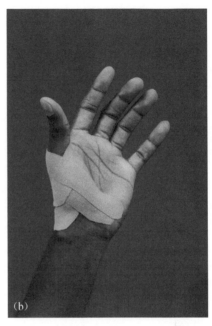

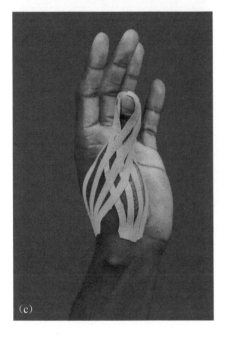

图7.10 使用肌内效贴布对尺侧副韧带扭伤（滑雪者拇指）进行贴扎。将贴布对半剪成两根6～8英寸（15～20厘米）的贴布。（a）在鼻烟窝处开始进行8字形贴扎，穿过拇指和食指蹼，并拉紧，然后沿手掌进行至尺腕，贴布应在鼻烟窝处重叠；（b）然后在拇指和腕关节周围进行另一个8字形贴扎，并张紧，但应在更远的地方开始，以便贴布穿过腕掌关节的远端；（c）如果出现肿胀，通常首选扇形贴扎方法，然后在上面进行其他贴扎。剪一两根贴布［4～6英寸（10～15厘米）］，为了减少肿胀，从大鱼际的近端开始，并朝掌指（MCP）关节呈扇形展开，另一根扇形贴扎贴布在手背第一和第二掌骨的近端，朝掌指关节呈扇形展开

拇指锻炼

使用对侧手拉伸那些作用在拇指上的肌肉（图7.11）。弹力管是拇指和其他手指增强抗阻练习的理想之选。

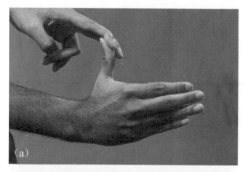

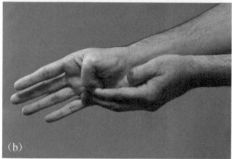

图7.11 拉伸拇指（a）屈肌和（b）伸肌

手指扭伤

指间关节的远端和近端经常出现扭伤，并且其脱位在运动员的脱位受伤中很常见。应对手指扭伤进行仔细评估，避免将损伤的手指误诊为挤压伤。骨折、韧带拉伤和肌腱撕裂处理不当都会导致手部严重的功能障碍。

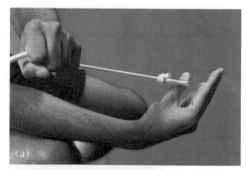

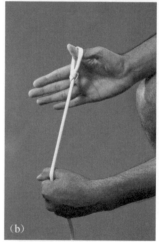

图7.12 使用弹力管进行拇指（a）屈肌和（b）伸肌的增强锻炼

拇指扭伤贴扎

通过与一根相邻的健康手指"兄弟贴扎"，对不稳定的手指完成贴扎（图7.13）。在指骨近端和远端体周围进行贴扎，这样可以防止近端指间关节和远端指间关节运动。如果运动员要求戴手套，则使用与膝关节贴扎（参见第3章）类似的贴扎方法。将近端和远端做固定锚点，然后穿过受伤的韧带采用X形贴扎（图7.14）。贴扎时需要将1英寸（2.5厘米）的贴布撕成较小的宽度，以便进行贴扎。

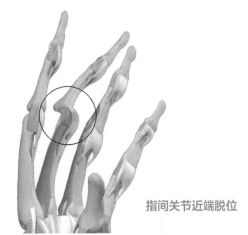

指间关节近端脱位

Primal Pictures供图

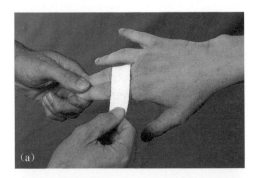

（a）

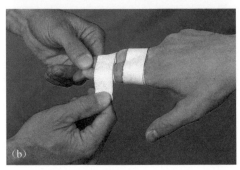

（b）

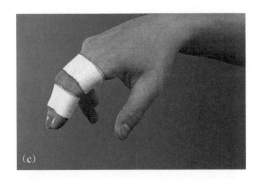

（c）

图7.13　手指"兄弟贴扎"。通过与相邻的手指一同贴扎的方法，对受伤的手指进行包扎。（a）~（b）在指骨近端和中间指骨绑扎贴布；（c）注意观察近端指间关节（PIP）和远端指间关节（DIP）是如何张开，让手指可以进行一些运动，同时提供包扎的

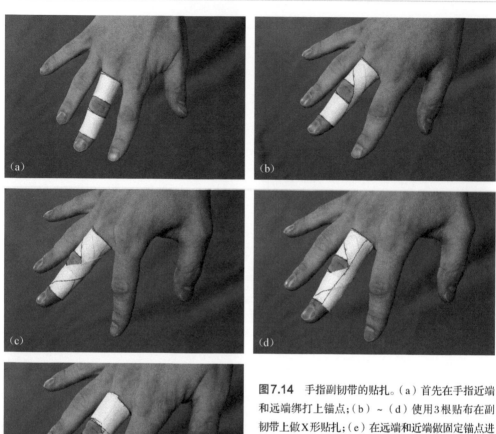

(a)

(b)

(c)

(d)

(e)

图7.14　手指副韧带的贴扎。(a) 首先在手指近端和远端绑打上锚点；(b) ~ (d) 使用3根贴布在副韧带上做X形贴扎；(e) 在远端和近端做固定锚点进行紧固

手指锻炼

拉伸和增强锻炼可以分别借助对侧手和弹性管进行（图7.15和图7.16）。挤压网球或美式壁球也可以增强手指屈肌力量。

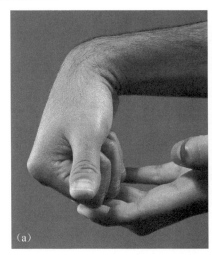
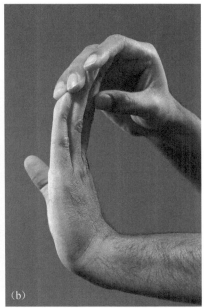

图7.15　手指（a）伸肌和（b）屈肌拉伸

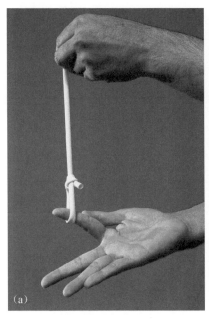
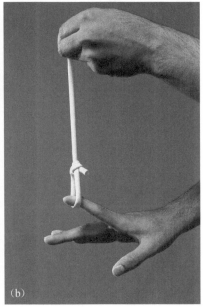

图7.16　使用弹力管进行手指（a）伸肌和（b）屈肌的增强锻炼

肌腱断裂与撕脱

指伸肌肌腱从远节指骨撕脱或迫使远端指间关节屈曲。该受伤俗称篮球指，通常发生在球击打指尖时。

篮球指——指伸肌肌腱从手指远节指骨撕脱的俗称，也称槌状指。

肌腱断裂与撕脱夹板固定

对指伸肌肌腱从远节指骨断裂的损伤进行处理时，涉及以伸展姿势、使用夹板将远端指间关节固定8 ~ 10周（图7.17）。在手指的手掌与背面交替使用夹板，防止皮肤浸软。更换夹板时手动伸展远端指间关节，因为任何关节屈曲都需要重新固定。

指伸肌肌腱的断裂

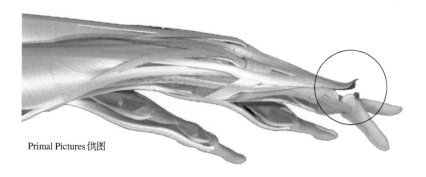

Primal Pictures 供图

手指断裂与撕脱的锻炼

肌腱断裂或撕脱在愈合后，运动员需要进行手指锻炼，以便恢复其正常的运动范围和强度。

按照图7.15和图7.16所示的方法进行锻炼。

应由有丰富经验的，且有相应的医疗许可证的临床医师指导运动员进行锻炼，并在锻炼期间进行监督。

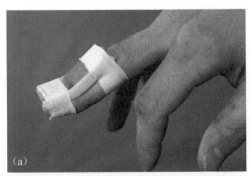

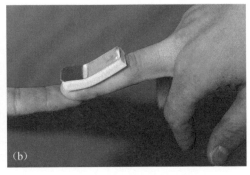

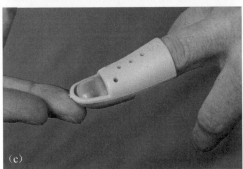

图7.17 （a）用于防止指节间的关节远端屈曲的槌状指夹板；（b）更换夹板时，关节不得屈曲；（c）可以使用市面上出售的夹板防止屈曲

术语汇编

外展——远离身体中心线的运动。

肩锁关节扭伤——锁骨远端和肩胛骨的肩峰形成关节的肩锁韧带或喙锁韧带出现扭伤；俗称脱臼肩。

急性伤害——一种最近出现的外伤。

内收——朝向身体中心线的运动。

解剖学姿势——手臂位于身体两侧、手掌朝前的站立姿势。

鼻烟窝——拇长伸肌和拇短伸肌在大拇指根部形成的一个空间。

减痛步态——疼痛或异常的步行或跑步模式。

前——四肢的前面或上表面。

前交叉韧带——通过膝关节交叉，从胫骨前附着至股骨后的韧带。前交叉韧带限制了胫骨相对股骨的向前位移，以及胫骨的旋转。

铰接——两块或多块相邻的骨构成关节点。

无血管——无血液供应。

撕脱——肌腱或韧带在骨附着点出现撕裂。

篮球指——指伸肌肌腱从手指远节指骨撕脱的俗称，也称槌状指。

生物反馈——通过目测观察或播放提示音来提供反馈。

滑囊——减少两个结构之间摩擦的一个积液囊。

慢性损伤——具有持续性的非创伤性受伤。

环转——外展、内收、屈曲和伸展的组合。

闭链训练——肢体的远端固定在地面上的练习。

对侧——指另外一侧的肢体。

挫伤——一种冲击引起的表面损伤。

脱位——两块铰接的骨头完全分离。

远端——四肢上远离躯干的一端。

背屈——足部朝上或朝向背面的运动。

背部——足的上部或手的背面。

肌肉电刺激——使用电流刺激肌肉收缩。

上髁炎——上髁炎症。

外翻——足部的向外运动或旋转。

外生骨疣——骨骼生长异常。

伸肌腱帽——手指背面上的解剖肌腱结构。

外附肌——起于小腿或前臂，并附着在足部或手部内的肌肉

腘绳肌——大腿后侧的肌肉群，包括半腱肌、半膜肌和股二头肌。

血肿——血液滞积。

人体解剖学——研究各身体结构以及身体结构之间的关系。

髂嵴——髂骨的上缘；该区域挫伤俗称髋骨隆突挫伤。

神经支配——将神经冲动从中枢神经系统输送至外围，促使肌肉收缩。

髋骨——构成骨盆带的扁平骨；每一块都由一块髂骨、耻骨和坐骨组成。

止点——肌肉在骨骼上的附着点；通常是指肌肉的远端附着点。

指/趾间——位于手指或足趾之间。

固有肌——起于并附着在足部或手部内的肌肉。

内翻——足部的向内运动或旋转。

外侧——朝向外部。

损伤机理——说明具体的受伤原因。

内侧——朝向内部。

半月板——膝关节的关节内软骨。

骨化性肌炎——遭受挫伤的肌肉内部形成的钙化点。

开链训练——肢体的远端不承重的练习。

起点——肌肉在骨骼上的附着点；通常是指肌肉的近端附着点。

矫形器械——市面上出售的一种衬垫，用于重组和改变足部的生物力学。

过度使用损伤——因不断的应力导致的慢性伤害。

骨膜——骨的外层组织。

高弓足——纵弓高的足。

扁平足——纵弓扁平的足。

足底筋膜炎——跖膜在与跟骨的附着处产生炎症。

跖屈——足部朝下或朝向跖面的运动。

跖间神经瘤——跖总神经炎症或刺激后的瘤样病理变化。

拇——与拇指有关的。

后——四肢的后面或下表面。

旋前——前臂的运动使得手掌向下；或在非承重的情况下，背屈、外翻和足部外展的组合。

本体感受——身体部分在空间中的位置的意识。

近端——四肢上靠近躯干的一端。

股四头肌角——股四头肌的倾斜角度。

股四头肌——大腿前部的肌肉群，包括股直肌、股内侧肌、股中间肌和股外侧肌。

支持带——用于稳定肌腱或骨头的软组织纤维结构。

肩袖——肩关节中的肌肉群，包括肩胛下肌、冈上肌、冈下肌和小圆肌。

外胫夹——小腿疼痛的俗称，可能的原因有很多。

人字形——将大腿和髋关节或手臂和肩部包围的8字形包扎。

扭伤——韧带伸展过度（Ⅰ度）、部分撕裂（Ⅱ度）或完全断裂（Ⅲ度）。

静态拉伸——在静止姿态下进行肌肉拉伸。

拉伤——任何肌肉单元部分的过度拉伸（Ⅰ度）、部分撕裂（Ⅱ度）或完全断裂（Ⅲ度）。

半脱位——关节的部分脱位。

表面——朝向身体表面。

旋后——前臂的运动使得手掌向上；或在非承重的情况下，跖屈、内翻和足部内收的组合。

表面解剖学——研究身体的外形与表面。

跟腱炎——跟腱或其腱鞘发炎。

大鱼际——拇指的内附肌，包括拇短展肌、拇短屈肌、拇指对掌肌和拇收肌。

膝外翻——膝关节对齐或受外力对齐时远端骨骼转向外侧；膝关节的"外八字"姿势。

膝内翻——膝关节对齐或受外力对齐时远端骨骼转向内侧；膝关节的"罗圈腿"姿势。

参考文献

Abian-Vicen J, Alegre LM, Fernandez-Rodriguez JM, Lara AJ, Meana M, Aguado X. Ankle taping does not impair performance in jump or balance tests. *J Sport Sci Med*. 2008;7:350-356.

Adamczyk A, Kiebzak W, Wilk-Franczuk M, Sliwinski Z. Effectiveness of holistic physiotherapy for low back pain. *Ortopedia, Traumatologia, Rehabilitacja*. 2009;11:562.

Alt W, Lohrer H, Gollhofer A. Functional properties of adhesive ankle taping: Neuromuscular and mechanical effects before and after exercise. *Foot Ankle Int*. 2004;20(4):238-245.

Bragg R, MacMahon J, Overom E, Yerby S, Matheson G, Carter D, Andriacchi, P. Failure and fatigue characteristics of adhesive athletic tape. *Med Sci Sport Exer*. 2002;33(3):403-410.

Bullard RH, Dawson J, Areson DJ. Taping the "athletic ankle." *J Am Podiatr Assoc*. 1979;69:727-734.

Callaghan MJ. Role of ankle taping and bracing in the athlete. *Br J Sports Med*. 1997;31:102-108.

Capasso G, Maffulli N, Testa V. Ankle taping: Support given by different materials. *Br J Sports Med*. 1989;23(4):239-240.

Cordova M, Scott B, Ingersoll C, LeBlanc M. Effects of ankle support on lower-extremity functional performance: A meta-analysis. *Med Sci Sport Exer*. 2005;37(4):635-641.

Cordova ML, Ingersoll CD, LeBlanc MJ. Influence of ankle support on joint range of motion before and after exercise: A meta-analysis. *J Orthop Sports Phys Ther*. 2000;30(4):170-177.

De La Motte SJ AB, Ross SE, Pidcoe PE. Kinesio tape at the ankle increases hip adduction during dynamic balance in subjects with functional ankle instability. *J Athl Train*. 2009;44:S27-S31.

Delacerda FGPD. Effect of underwrap conditions on the supportive effectiveness of ankle strapping with tape. *J Sports Med Phys Fit*. 1978;18(1):77-81.

Denegar CR, Saliba E, Saliba S. *Therapeutic modalities for musculoskeletal injuries, third edition*. Champaign, IL: Human Kinetics; 2010.

Farrell E, Naber E, Geigle, P. Description of a multifaceted rehabilitation program including overground gait training for a child with cerebral palsy: A case report. *Physiother Theory Pract*. 2010;26(1):56-61.

Feuerbach JW, Grabiner MD, Koh TJ, Weiker GG. Effect of an ankle orthosis and ankle ligament anesthesia on ankle joint proprioception. *Am J Sports Med*. 1994;22:223-229.

Firer P. Effectiveness of taping for the prevention of ankle ligament sprains. *Br J Sports Med*.

1990;24(1):47-50.

Fleet K, Galen S, Moore C. Duration of strength retention of ankle taping during activities of daily living. *Int J Care Inj.* 2009;40:333-336.

Fu T, Wong A, Pei Y, Wu K, Chou S, Lin Y. Effect of kinesio taping on muscle strength in athletes— A pilot study. *J Sci Med Sport.* 2008;11(2):198-201.

Fumich R, Ellison A, Guerin G, Grace P. The measured effect of taping on combined foot and ankle motion before and after exercise. *Am J Sports Med.* 1981;9(3):165-170.

García-Muro F, Rodríguez-Fernández A, Herrerode-Lucas A. Treatment of myofascial pain in the shoulder with kinesio taping: A case report. *Manual Ther.* 2009;15(3):292-295.

Gehlsen GM, Pearson D, Bahamonde R. Ankle joint strength, total work, and ROM: Comparison between prophylactic devices. *J Athl Train.* 1991;26:62-65.

Genova J, Gross M. Effect of foot orthotics on calcanealeversion during standing and treadmill walking for subjects with abnormal pronation. *J Orthop Sports Phys Ther.* 2000;30(11):664-675.

González-Iglesias J, Fernández-de-Las-Peñs C, Cleland JA, Huijbregts P, Del Rosario Gutiérrez-Vega M. Short-term effects of cervical kinesio taping on pain and cervical range of motion in patients with acute whiplash injury: A randomized clinical trial. *J Orthop Sports Phys Ther.* 2009;39(7):515-521.

Greene TA, Hillman SK. Comparison of support provided by a semirigid orthosis and adhesive ankle taping before, during, and after exercise. *Am J Sports Med.* 1990;18(5):498-506.

Gross M, Batten A, Lamm A, et al. Comparison of Donjoy ankle ligament protector and subtalar sling ankle taping in restricting foot and ankle motion before and after exercise. *J Orthop Sports Phys Ther.* 1991;19(1):33-41.

Gross MT, Bradshaw MK, Ventry LC, Weller KH. Comparison of support provided by ankle taping and semirigid orthosis. *J Orthop Sports Phys Ther.* 1987;9(1):33-39.

Hadala M, Barrios C. Different strategies for sports injury prevention in an America's Cup yachting crew. *Med Sci Sport Exer.* 2009;41(8):1587-1596.

Halseth T, McChesney JW, DeBeliso M, Vaughn R, Lien J. The effects of kinesio taping on proprioception at the ankle. *J Sport Sci Med.* 2004;3:1-7.

Heit EJ, Lephart SM, Rozzi SL. The effect of ankle bracing and taping on joint position sense in the stable ankle. *J Sport Rehabil.* 1996;5:206-213.

Hillman, SK. *Core concepts in athletic training and therapy.* Champaign, IL: Human Kinetics; 2012.

Houglum, PA. *Therapeutic exercise for musculoskeletal injuries, third edition.* Champaign, IL: Human Kinetics; 2010.

Hsu Y, Chen W, Lin H, Wang W, Shih Y. The effects of taping on scapular kinematics and muscle performance in baseball players with shoulder impingement syndrome. *J Electromyogr Kines.* 2009;19(6):1092-1099.

Hughes LY, Stetts DM. A comparison of ankle taping and a semirigid support. *Phys Sportsmed.* 1983;11(2):99-103.

Jaraczewska E, Long C. Kinesio taping in stroke: Improving functional use of the upper extremity in hemiplegia. *Top Stroke Rehabil.* 2006;13(3):

31-42.

Kase K, Hashimoto T, Okane T. *Kinesio taping perfect manual: Amazing taping therapy to eliminate pain and muscle disorders.* Kinesio USA; 1998.

Kase K, Wallis J, Kase T. *Clinical therapeutic applications of the kinesio taping medhod.* Albuquerque NM: Kinesio Taping Assoc.; 2003.

Keil A. *Strap taping for sports and rehabilitation.* Champaign, IL: Human Kinetics; 2012.

Keetch A. *The effects of adhesive spray and prewrap on taped ankle inversion before and after exercise* [master's thesis]. Provo, UT, Brigham Young University; 1992.

Knight KL, Brumels K. *Developing clinical proficiency in athletic training: A modular approach, fourth edition.* Champaign, IL: Human Kinetics; 2010.

Larsen E. Taping the ankle for chronic instability. *Acta Orthop Scand.* 1984;55:551-553.

Lewis JS, Wright C, Green A. Subacromial impingement syndrome: The effect of changing posture on shoulder range of movement. *J Orthop Sports Phys Ther.* 2005;35(2):72-87.

Lohrer H, Alt W, Gollhofer A. Neuromuscular properties and functional aspects of taped ankles. *Am J Sports Med.* 1999;27(69):69-75.

Malina M, Plagenz L, Rarick G. Effect of exercise upon the measurable supporting strength of cloth tape and ankle wraps. *Res Q.* 1963;34(2):158-165.

Manfroy PP, Ashton-Miller JA, Wojtys EM. The effect of exercise, prewrap, and athletic tape on the maximal active and passive ankle resistance to ankle inversion. *Am J Sports Med.*

1997;25(2):158-163.

McPoil TG, Cornwall M. The effect of foot orthoses on transverse tibial rotation during walking. *J Am Podiat Med Assn.* 2000;90(1):2-11.

McPoil TG, Cornwall M. Foot and ankle update: Biomechanics, evaluation, and orthotic intervention (course notes, APTA Annual Conference, Denver CO); 2007.

Meier K, McPoil T, Cornwall M, Lyle T. Use of antipronation taping to determine foot orthoses prescription: A case series. *Res Sports Med.* 2008;16(4):257-271.

Metcalfe RC, Schlabach GA, Looney MA, Renehan EJ. A comparison of moleskin tape, linen tape, and lace-up brace on joint restriction and movement performance. *J Athl Train.* 1997;32(2):136-140.

Morris H, Musnicki W. The effect of taping on ankle mobility following moderate exercise. *J Sports Med Phys Fit.* 1983;23(4):422-426.

Murray HL. Effect of kinesio taping on proprioception in the ankle. *J Orthop Sports Phys Ther.* 2001;31:A-37.

Myburgh KH, Vaughan CL, Isaacs SK. The effects of ankle guards and taping on joint motion before, during, and after a squash match. *Am J Sports Med.* 1984;12(6):441-446.

Olmsted LC, Vela LI, Denegar CR, Hertel J. Prophylactic ankle taping and bracing: A numbers-needed-to-treat and cost-benefit analysis. *J Athl Train.* 2004;39(1):95-100.

Paris DL, Vardaxis V, Kokkaliaris J. Ankle ranges of motion during extended activity periods while taped and braced. *J Athl Train.* 1995;30(3):223-228.

Pederson TS, Ricard MD, Merrill G, Schulthies SS, Allsen PE. The effects of spatting and ankle taping on inversion before and after exercise. *J Athl Train.* 1997;32(1):29-33.

Purcell SB, Schuckman BE, Docherty CL, Schrader J, Poppy W. Differences in ankle range of motion before and after exercise in 2 tape conditions. *Am J Sports Med.* 2009;37(2):383-384.

Rarick GL, Bigley G, Karst R, Malina RM. The measurable support of the ankle joint by conventional methods of taping. *J Surg Bone Joint.* 1962;44:1183-1191.

Ray R, Konin J. *Management strategies in athletic training, fourth edition.* Champaign, IL: Human Kinetics; 2011.

Rezac D, Rezac S. Therapeutic taping theory and application (course notes, APTA Annual Conference, Denver, CO); 2009.

Ricard MD, Sherwood SM, Schulthies SS, Knight KL. Effects of tape and exercise on dynamic ankle inversion. *J Athl Train.* 2000;35(1):31-37.

Robbins S, Waked W, Rappel R. Ankle taping improves proprioception before and after exercise in young men. *Br J Sport Med,* 1995;29:242-247.

Shultz SJ, Houglum PA, Perrin, DH. *Examination of musculoskeletal injuries, third edition.* Champaign, IL: Human Kinetics; 2010.

Simoneau GG, Degner RM. Changes in ankle joint proprioception resulting from strips of athletic tape applied over the skin. *J Athl Train.* 1997;32:141.

Slupik A DM, Bialoszewski D, Zych E. Effect of kinesio taping on bioelectrical activity of vastus medialis muscle. Preliminary report. *Ortop Traumatol Rehabil.* 2007;9(6):644-651.

Stahl A. Fundamentals of kinesiotaping (course notes, APTA Annual Conference, Denver, CO); 2005.

Thelen MD, Dauber JA, Stoneman PD. The clinical efficacy of kinesio tape for shoulder pain: A randomized, double-blinded, clinical trial. *J Orthop Sports Phys Ther.* 2008;38(7):389-395.

Vaes PH, Duquet W, Handelberg F, Casteleyn PP, Tiggelen RV, Opdecam P. Influence of ankle strapping, taping, and nine braces: A stress Roentgenologic comparison. *J Sport Rehabil.* 1998;7(3):157.

Vanti C, Natalini L, Romeo A, Tosarelli D, Pillastrini P. Conservative treatment of thoracic outlet syndrome: A review of the literature. *Europa Medicophysica.* 2007;43(1):55-70.

Wilkerson GB. Comparative biomechanical effects of the standard method of ankle taping and a taping method designed to enhance subtalar stability. *Am J Sports Med.* 1991;19(6):588-595.

Wilkerson GB. Biomechanical and neuromuscular effects of ankle taping and bracing. *J Athl Train.* 2002;37(4):436-445.

Yasukawa A, Sisung C. Pilot study: Investigating the effects of kinesio taping in an acute pediatric rehabilitation setting. *Am J Occup Ther.* 2006;60(1):104-110.

Yoshida A, Kahanov L. The effect of kinesio taping on lower trunk range of motions. *Res in Sport Med.* 2007;15:103-112.

作者简介

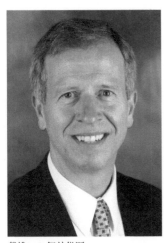

戴维·H.佩林供图

戴维·H.佩林博士，认证运动防护师（ATC），美国运动防护师协会会员（FNATA），现任格林斯博罗市的北卡罗来纳大学的教务长兼执行副总裁，以前曾经担任过该校的健康和人类表现学院院长。在到格斯博罗市任职前，佩林曾于1986年至2001年指导过运动防护教育计划。他获得过美国运动防护师协会（NATA）的许多奖项，包括Sayers "Bud" Miller杰出教师奖、最著名的运动防护师奖、William G. Clancy杰出运动防护师研究奖牌，并位列NATA名人堂。他是美国运动医学会的会士以及美国人体运动学和身体教育科学院的院士。佩林曾任NATA专业教育委员会的成员长达13年，帮助编写本科生和毕业生运动训练教育计划认证指南。2011年，佩林被选为NATA的会士。他于1996年至2004年担任《运动防护》杂志的主编，并且曾经担任过《运动康复》杂志的创刊编辑。他是 *Isokinetic Exercise and Assessment* 和《运动贴扎与包扎（第3版）》的作者，*The Injured Athlete* 的第3版的编辑，以及 *Research Methods in Athletic Training* 的共同作者。

佩林在闲暇时喜欢旅游、锻炼以及在他位于佛蒙特州的湖边别墅度假。

译者简介

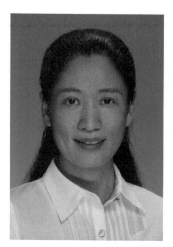

　　任玉红，康复执业医师，湖北省体育科学研究所副所长，湖北省运动康复医院院长。在湖北省体育局从事专业运动员的医务监督、运动伤病防治、运动康复工作二十多年，主导筹备并建成湖北省第一家运动康复医院。与团队成员一起为多位奥运冠军、世界冠军及其他优秀运动员提供了医疗、康复及体能指导服务。